Marion Westphalen

Protokoll einer Behinderung
–eine MS-Kranke berichtet –

D1670233

Maschinentext: Die Autorin
Titel-Typografie: Wolfgang Falkner
Gesamtherstellung: Nordgrafik + Verlag
Süderstraße 1, 2244 Wesselburen
Printed in Germany
ISBN 3-923656-00-9

Marion Westphalen

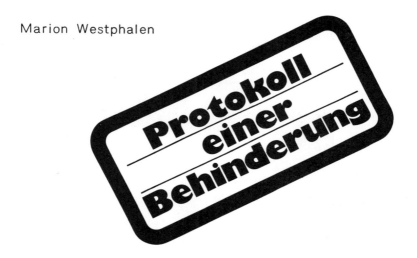

Protokoll
einer
Behinderung

– eine MS-Kranke berichtet –

Nordgrafik + Verlag

Einleitung

Seit nun fast drei Jahren weiß ich, an welcher Krankheit
ich leide. Ich weiß ihren Namen, ich weiß ungefähr was
sie ist bzw. was sie bewirken kann, aber ich weiß auch,
daß man mit ihr leben kann. Nur, wie man mit ihr lebt,
welches nun die richtige Einstellung zu dieser Krankheit
und zu sich selbst ist, damit man optimal damit lebt, dafür habe ich kein allgemein gültiges Rezept gefunden.

Ich kenne einige meiner Leidensgenossinnen und -genossen,
die auf eine ganz bestimmte Diät (z.B. Getreidekörner)
schwören, einige setzen auch seit vielen Jahren auf ihren
Gottesglauben und viele von ihnen haben seitdem keinen
weiteren Schub mehr erlitten. Leider habe ich aber auch
viele MS-Kranke erlebt, deren Lebenswillen durch die
Krankheit völlig zerstört wurde. Einigen ist dieses Leben zuwider geworden, sie siechen dahin und warten oft
schon auf die Erlösung durch den Tod.

Das Schicksal dieser Menschen hat mich schrecklich betroffen gemacht - und letztenendes waren es diese Schick-
sale, die mich veranlaßten, dieses Manuskript, das ich
vor 2 1/2 Jahren begonnen hatte, nun doch zu Ende zu
schreiben und zu veröffentlichen.

Dieses Buch sollte dazu dienen (darin besteht meine
Hoffnung), Menschen zu helfen, die Gefahr laufen, an
dieser Krankheit zu verzweifeln. Dabei ist es eigentlich gleichgültig, ob es sich um Betroffene, Angehöri-
ge oder Freunde von Betroffenen oder um Menschen handelt, die beruflich mit diesen Kranken zu tun haben.
Es ist wohl kein Mensch so sehr auf die Reaktionen der
Umwelt angewiesen wie gerade die Schwerbehinderten
(gleichgültig, um welche Art von Behinderung es sich
handelt).

Dieses Buch ist absichtlich sehr persönlich gehalten,
es schildert auch nur subjektive Eindrücke (ich habe

mir nicht die Mühe gemacht, etwas zu objektivieren), weil
ich der Ansicht bin, daß die subjektive Schilderung die
beste Werbung um Verständnis für die Probleme und Nöte
von uns Kranken darstellen kann.

Ungefähr einen Monat nach der Diagnosestellung begann
ich mit dem Schreiben. Ich wollte mir Klarheit darüber
verschaffen, was diese Krankheit für mich bedeutet und
welche Auswirkungen sie auf mein ganzes Leben - einschließlich meiner Umwelt - hat.

Es gab einige Phasen, da fiel es mir gar nicht leicht,
darüber zu schreiben, dann wollte ich am liebsten alles,
was mit der Krankheit zusammenhängt, verdrängen und ad
acta legen, die Krankheit einfach nicht wahrnehmen und
so weiterleben wie bisher. Vielleicht wäre mir das sogar
gelungen, wenn mich meine Beine nicht ständig an meinen
Zustand erinnert hätten.

Andererseits wußte ich aber auch, daß mir ein Verdrän-
gungsversuch wahrscheinlich nur bis zum nächsten - vielleicht viel schlimmeren - Schub gelingen könnte. Wenn
ich es aber schaffen würde, diese Krankheit für mich
erst einmal anzunehmen und mich ganz bewußt und konsequent mit ihr auseinanderzusetzen, dann hätte ich vielleicht eine Chance, mit ihr fertigzuwerden und trotz
allem noch ein befriedigendes Leben zu führen.

In dem ganzen Zeitraum, in welchem ich weiterschrieb,
habe ich diese Chance der Überwindung allerdings auch
wieder und wieder bezweifelt. An manchen Tagen ging es
mir so gut, daß ich meine Krankheit fast vergaß; dann
folgten wieder Tage, an denen ich fast gar nicht mehr
gehen konnte. Meist stand dies in unmittelbaren Zusammenhang mit psychisch stark belastenden Erlebnissen
(z.B. Arzt- oder Sozialamtsbesuch). Oft war also ein
äußerer Anlaß erkennbar, manchmal gab es aber auch
keinen objektiv wahrnehmbaren Grund für meine sowohl
psychischen wie physischen Veränderungen.

Im Laufe meiner Krankheit habe ich feststellen müssen,
daß mit ihr auch massive Persönlichkeitsveränderungen
einhergehen, die meines Erachtens unumgänglich sind.
Plötzlich muß man Grenzen in der eigenen Fortentwick-
lung wahrnehmen, die man vorher nie für möglich gehalten hat. Mit 33 Jahren von heute auf morgen zu einem
Sozialrentner zu werden, und damit auch von der ganzen
Arbeitswelt ausgestoßen zu werden, stellt einen Schock
dar, der nicht so ohne weiteres zu überwinden ist. Man
muß plötzlich lernen, als ein völlig anderes Mitglied
dieser Gesellschaft gesehen zu werden, als man es vorher gewohnt war.

Mit dem Schreiben dieses Buches wollte ich mir auch
selbst verdeutlichen, inwieweit ich mich selbst oder
(und) auch meine unmittelbare Umgebung sich durch die
Krankheit verändert hat.

Der gesamte Bericht entspringt meinem tiefsten inneren
Bedürfnis, meine Krankheit nicht als schicksalsgegeben
hinzunehmen, sondern mich ganz aktiv an meiner Genesung
zu beteiligen und sie voranzutreiben. Wie auch aus dem
Bericht selbst hervorgeht, sehe ich in der "aktiven Genesung" die einzige Chance für mich, mit dieser ansonsten immer noch als "unheilbar" geltenden Krankheit fertigzuwerden. Ich weiß ferner, daß mir diese Aufgabe kein
Arzt, kein Freund und auch kein Psychologe abnehmen kann,
sondern nur ein eigener fester Wille zum Leben eine gesunde Basis bieten kann.

Mit dem schreiben dieses Buches verbinde ich noch zwei
weitere Anliegen:
1. Möchte ich allen denen Mut machen, die in der gleichen oder in einer ähnlichen Lage sind wie ich, aktiv zu werden und sich nicht in einen Schutzwinkel
   zurückzuziehen und aus Angst vor der Umwelt dort zu
   verharren.
2. Wünsche ich mir durch dieses Schreiben allen Angehörigen oder Freunden von solchen Behinderten ein bes-

seres Verständnis für sie und ein sichereres Umgehen
mit ihnen. Ich habe erleben müssen, daß diese Menschen
mindestens genauso unter der Krankheit eines Angehörigen leiden können wie die Behinderten selbst, aber eigentlich dieser Krankheit noch viel hilfloser gegenüberstehen als die Betroffenen.

Tagebuch vom Verlauf des letzten Schubes

Die folgenden tagebuchähnlichen Aufzeichnungen sind erst
kurz nach meinem Krankenhausaufenthalt entstanden. Dennoch spiegeln sie - nach meiner heutigen Einschätzung -
recht deutlich die Stimmungen zu der Zeit wieder. Heute
wäre ich nicht mehr in der Lage, die entscheidenden Erlebnisse meiner Krankheit in den damaligen Empfindungen
aufzuzeichnen.

Ich habe deshalb an diesen Aufzeichnungen fast gar nichts
verändert, wenn auch einige Gedankensprünge darin nicht
ganz einfach zu verstehen sind. Mir kam es darauf an,
die Schwankungen sowohl im körperlichen Empfinden wie
auch die jeweilige psychische Konstellation (so, wie ich
es damals empfunden habe) im Original zu belassen.

Fast jeder, der den Entwurf zu diesem Buch gelesen hat,
sagte mir, daß man es so nicht veröffentlichen könne,
weil dies kein guter literarischer Stil sei. Ich möchte aber betonen, daß ich keine Literatur schaffen wollte,
te, sondern nur einen Erfahrungsbericht niederschreiben
wollte. Die Empfindungen, die dabei bei mir abgelaufen
sind, lassen sich für mich in kein literarisches Raster
pressen, es würde nach meiner Ansicht den Ausdruck ver-
fälschen.

Bei dem Versuch, die Kindheitserlebnisse in einen Zusammenhang mit meiner Krankheit zu stellen, handelt es
sich auch nicht um den Versuch einer Selbstanalyse, sondern lediglich um den Versuch, die ersten Anfänge der
Krankheit festzuhalten.

Die Phase vom Ausbruch des neuen Schubes bis zur Krankenhauseinweisung

Mittwoch, 16. Januar: Als ich an diesem Morgen erwachte, spürte ich ein starkes Kribbeln und ein Taubheitsgefühl im linken Bein. Ich dachte zunächst, daß ich merkwürdig gelegen haben müßte und mir deshalb das ganze Bein eingeschlafen sei. Erst als ich aus dem Bad zurückkam, merkte ich, daß sich dieses Gefühl nicht verändert hatte, wie das sonst bei eingeschlafenen Gliedern üblich ist. Ich machte mir aber noch keine ernsthaften Gedanken darüber.

Im Laufe des Nachmittags begann dieses Gefühl auch im rechten Bein; zunächst nur im Fuß, dann stieg es langsam hinauf bis zur Hüfte. Erst am späten Abend war das Gefühl von der Hüfte bis in die Fußspitzen in beiden Beinen gleich. Ich hatte auch schon Schwierigkeiten, die Treppen herauf- und hinunterzugehen. In den Knien war ein Schwächegefühl, was mich noch zusätzlich unsicher im Gehen machte.

Mir war zwar klar, daß dies mit eingeschlafenen Gliedern nichts mehr zu tun hatte, aber ernsthafte Gedanken an eine vielleicht schwere Krankheit machte ich mir noch nicht.

Donnerstag, 17. Januar: Das taube Gefühl spürte ich beim Aufwachen noch stärker als am Vortag. Hinzu kam ein starkes Kälteempfinden in den Füßen, das langsam nach oben kroch, obwohl meine obere Körperhälfte eine ganz normale Wärme aufwies. Es trat auch die erste Verkrampfung (von Mitte der Wade bis Mitte der Ferse) im linken Bein auf.

Auch dies war für mich noch kein Anlaß zur großen Besorgnis, da diese Gefühle für mich nicht neu waren. Ich führte diese Erscheinungen auf einen eingeklemm-

ten Nerv in der Wirbelsäule zurück. Ich hoffte, daß sich
dies vielleicht von allein wieder einrenken würde. Wir
kauften ein großes ABC-Pflaster und klebten es auf die
Lendenwirbelsäule. Die Wärme, die man normalerweise bei
diesen Pflastern empfindet, blieb bei mir aber aus.

Freitag, 18. Januar: Das Taubheits- und Kältegefühl ist
noch stärker geworden, der Gang ist relativ unkontrolliert. Die Kraft in den Beinen läßt weiter nach, was
sich besonders beim Treppensteigen bemerkbar macht.

An diesem Tag kamen mir die ersten Gedanken, daß es
vielleicht doch keine so einfache Sache sein könnte,
zumindest aber eine recht langwierige Angelegenheit
werden könnte. Der Entschluß stand fest, daß am kommenden Montag ein erster Arztbesuch fällig ist.

Wochenende 19./20. Januar: Das Gehen ist jetzt schon
äußerst anstrengend und das Treppensteigen sehr mühsam. Bei längerem Stehen fühle ich richtig, wie die
Kraft in den Beinen nachläßt, als würde sie gerade zu
den Füßen hinauslaufen. In solchen Situationen knicken
mir dann die Knie ein, und ich muß mich schnell hinsetzen. Das Eigenartige ist, daß ich keinerlei Gefühl
von körperlicher Beeinträchtigung habe, wenn ich sitze
oder liege. Nur wenn ich die Beine bewege, merke ich,
daß das Gefühl darin "anders" ist. Ich merke zwar,
daß es _meine_ Beine sind, aber trotzdem ist dabei auch
ein Gefühl der Fremdheit.

Am Sonntagabend habe ich Angst vor dem Arztbesuch am
nächsten Morgen. Ich befürchte, daß er mir sagt, ich
solle mich nicht so anstellen, es sei doch überhaupt
nichts zu sehen (wie früher, als ich lange Zeit Schwierigkeiten mit meinen Armen hatte).

Montag, 21. Januar: Die Gehfähigkeit hat sich noch
weiter verschlechtert. Es kommt mir so vor, als wenn

ich keine Kontrolle mehr über meine Beine habe. Das Treppensteigen ist nur noch möglich, indem ich mich am Geländer hochziehe.

Der erste Besuch beim Hausarzt ist von Optimismus geprägt. Er meint: "Das kriegen wir schon wieder hin, und
wenn es in einer Woche nicht besser ist, dann schicken
wir Sie zum Orthopäden". Er untersucht die Bewegungsfähigkeit der Beine und prüft, ob Schmerzpunkte vorhanden
sind (was nicht der Fall ist) und gibt mir dann eine
Spritze. Weiterhin verordnet er mir für eine Woche täglich Reizstromtherapie an der Lendenwirbelsäule und ein
Rheumatherapeutikum gegen Schmerzen, die ich zweimal
täglich nehmen soll.

Die erste Behandlung mit der Reizstromtherapie ist relativ schmerzhaft, obwohl ich es mir noch schlimmer vor-
gestellt habe. Nach diesem Besuch habe ich das Gefühl,
es wird jetzt etwas getan und eine baldige Besserung
ist zu erwarten.

Dienstag bis Donnerstag, 22. - 24. Januar: Ich gehe täglich zur Reizstromtherapie, aber von Tag zu Tag wird
das Gefühl stärker, daß dies keine Abhilfe schafft.
Außerdem bekomme ich Schmerzen im Bereich der Lendenwirbelsäule. Alle Symptome verstärken sich noch in diesen Tagen.

Nachdem ich zweimal beim Autofahren statt auf die Bremse
neben das Pedal getreten bin, ohne es zu merken, fasse
ich den Entschluß, kein Auto mehr zu fahren, bis ich
wieder mehr Gefühl in den Beinen habe. Dieser Entschluß
fällt mir ganz besonders schwer, weil ich in einem kleinen Ort lebe, in dem man ohne Auto so gut wie gar keine
Besorgungen machen kann.

Nachts habe ich jetzt häufig Zuckungen besonders im
linken Bein, die von Nacht zu Nacht stärker werden und
von denen ich auch oft aufwache.

Da es in diesen Tagen immer schlimmer statt besser wird, beschleicht mich eine geheime Angst, daß es unter Umständen alles Anzeichen für eine schwere Krankheit sein könnten. Die Krankheit beginnt, mich sehr massiv zu stören und meinen Lebensrhytmus zu beeinflussen. Ich werde unruhig und nervös.

An einem Abend in dieser Woche läuft im Fernsehen im dritten Programm eine Sendung aus der Reihe "Sprechstunde" über die Multiple Sklerose. Es wird dort ein recht krasser Fall geschildert. Nach einigen Minuten gehe ich hinaus, weil mich das plötzlich sehr eigenartig berührt. Zu meiner Schwester, die sich das weiterhin ansieht, sage ich: "Wer weiß, vielleicht habe ich das auch"! Ich selbst glaube zwar in dem Moment nicht daran, aber ein merkwürdiges Gefühl und eine Angst bleibt zurück.

Freitag, 25. Januar: Obwohl ich an diesem Tage noch zur Reizstromtherapie vorgesehen bin, lasse ich keine mehr durchführen, sondern melde mich beim Arzt an. In der Gemeinschaftspraxis empfängt mich ein anderer Arzt als am Montag. Er ist sehr verwundert darüber, daß die Therapie noch nichts bewirkt hat. Er ist ziemlich ratlos. Ich sage ihm, daß ich eine Überweisung zum Orthopäden haben möchte. Er macht den Eindruck, als wenn er davon nicht sehr angetan ist, aber schließlich schreibt er doch eine Überweisung aus. Auf die Frage, ob er dort einen schnellen Termin für mich besorgen könne, antwortet er, daß es durchaus reichen würde, wenn ich mir dort am kommenden Montag einen Termin hole. Erst nach einigem Drängen gibt er der Arzthelferin den Auftrag, einen schnellen Termin telefonisch zu erfragen. Sie erreicht aber niemanden mehr in der Praxis.

Wochenende, 26./27. Januar: Das Gehen wird immer krampfhafter; ich habe Mühe, die Fersen auf dem Boden aufzusetzen, ich gehe meist auf Zehenspitzen. Ich bemerke, daß ich das linke Bein jetzt auch nachschleife. Nachts wache ich immer häufiger durch die Krämpfe auf; meine Beine entwickeln ein Eigenleben, das von meinem Kopf unbeeinflußt bleibt und sich in heftigem Ausschlagen und Treten äußert.

Sonntagabend überfällt mich eine große Angst vor dem Besuch beim Orthopäden am nächsten Tag. Mir ist aber nicht mehr klar, wovor ich genau Angst habe; es ist mehr so ein ungutes, unbestimmtes Gefühl.

Montag, 28. Januar: Über meine Schwester (Gemeindeschwester am Ort) erhalte ich am selben Nachmittag einen dazwischengeschobenen Termin beim Orthopäden. Er untersucht sehr gründlich die Bewegungsmöglichkeiten meiner Beine und eventuelle Schmerzpunkte. Danach wird mir Blut abgenommen und die gesamte Wirbelsäule geröngt. Die Diagnose: Die Wirbelsäule und die Bandscheiben sind bis auf eine leichte Verkrümmung der Halswirbelsäule in Ordnung. Die Blutuntersuchung schließt eine eventuelle leichte Entzündung nicht aus. Er spricht mit dem Neurologen im selben Hause, der aber eine weitere Untersuchung nach den vorliegenden Ergebnissen ablehnt und zu einer Krankenhauseinweisung rät. Der Orthopäde meldet mich telefonisch in der Uniklinik Würzburg an und macht die notwendigen Papiere fertig. Danach erklärt er mir, daß es notwendig sei, noch am selben Tage in der Klinik zu erscheinen. Etwas Genaueres sagt er mir nicht.

Für mich war es das Schlimmste, was mir passieren konnte. Der Gedanke, ins Krankenhaus zu müssen - noch dazu sofort - brachte mich an den Rand eines Zusammenbruchs. Damit hatte ich nicht gerechnet. Meine Krankheit kann also keine Kleinigkeit sein, wenn man mich so schnell ins Krankenhaus schickt. Der Arzt wollte schon einen Krankenwagen oder ein Taxi bestellen, aber ich konnte ihm gerade noch glaubhaft versichern, daß ich mit einem privaten Pkw hingebracht werden könne.

Gedanklicher Ausflug:

An dieser Stelle brach ich abrupt mit dem Schreiben des
Manuskripts ab und flüchtete in meine alte gewohnte
Welt. Mir war absolut nicht klar, warum ich hier stock-
te; ich hatte nur das Gefühl, daß ich hier an einem
Punkt angekommen war, an dem ich überhaupt nichts mehr
weiß. Jetzt haben wir den 4. März, abends, als ich dies
schreibe. Gerade sprach ich mit meinem Partner darüber,
was ich an diesem Tage erlebte, was mich beschäftigte
und auch, was ich geschrieben habe. Er wollte nicht alles lesen, was ich bisher geschrieben habe, damit er
mich in meinen Ausführungen nicht irgendwie beeinflußt.
Ich akzetiere das zwar, weil ich auch weiß, daß mich
sein Urteil stark beeinflussen würde, gebe ihm aber
trotzdem mein angefangenes und noch nicht beendetes
Vorwort zum Lesen. Er ist begeistert davon und sagt,
daß ich so weitermachen solle. Ich erkläre ihm, daß
das, was danach kommt, längst nicht so persönlich geschrieben ist wie am Anfang, aber auch, daß ich versuchen will, das Nachkommende genauso "aus mir selbst"
zu schreiben wie den Anfang.

Nach anderen, recht belanglosen Themen, erkläre ich ihm,
daß ich diesen Erfahrungsbericht genau an dieser Stelle
abgebrochen habe, weil es mich mit Angst erfüllt und
mich das an dieser Stelle stutzig macht. Zunächst ist
mir nicht klar, bei welchem genauen Thema ich abgebrochen habe. Ich überlege, warum ich dabei so plötzlich die Flucht ergriffen habe. Die einzige Assoziation, die mir kommt, ist: "Seht Ihr, da habt Ihr's,
ich war immer krank, Ihr habt es nur nicht erkannt !
Ihr wolltet es nur nicht wahrhaben, damit Ihr selbst
keine Scherereien mit mir habt".

Eine Stunde später ist mir dann klar, daß dies ein Ra-
chegefühl ist, vor dem ich davongelaufen bin. Ich fühle mich erinnert an den Spruch: "Wenn ich mir die Hände abfriere, hat die Mutter selbst schuld, warum zieht
sie mir keine Handschuhe an !".

Diese Assoziation macht mich ganz schön betroffen, weil
ich recht bösartige Empfindungen dahinter ahne. Ich sehe zwei Möglichkeiten dafür: Entweder ahnte ich längst
seit vielen Jahren die Krankheit und fühlte mich ungerecht behandelt, oder diese Krankheit ist eine - wenn
auch unbewußte - Rache für all die Entbehrungen und
die Liebe und Geborgenheit, die ich in früher Kindheit
vermißte.

Zunächst tendierte ich zu der ersten Version, obwohl
ich sagen muß, daß auch die zweite Version zu überlegen wäre, wenn sie für mich auch noch nicht recht greifbar ist.

Ich glaube, das ist ein - zumindest einer von vielen -
Schlüssel zu meiner Kindheit. Zum Beispiel fiel mir auf,
daß ich während des Schreibens des bisherigen Verlaufs
der Krankheit eiskalte Beine und besonders kalte Füße

hatte, diese aber beim Schreiben des vorigen Absatzes
sehr heiß wurden. Genauso erging es mir, als ich meinem Partner von diesem plötzlichen Abbruch erzählte.
Die Überlegungen scheinen sehr unangenehme und unbewußte Reaktionen bei mir hervorzurufen, die ich bisher
nicht wahrnehmen wollte. Aber welche ???

Daß ich mich als Kind ständig zurückgesetzt fühlte,
bzw. zwar umworben wurde, aber nie um meiner selbst
willen, das weiß ich längst. Ich hatte früher immer
das Gefühl, daß ich als Mittel zum Zweck benutzt wurde, meine Person dabei aber immer uninteressant war
bei den Auseinandersetzungen der Erwachsenen. Mein
Problem: Ich glaubte immer, daß erst eine Katastrophe
passieren muß, bevor ich beachtet und geliebt würde.

Ist das das Geheimnis für den Ausbruch meiner Krankheit ?

Ich weiß darauf noch keine Antwort. Zumindest weiß ich
jetzt, daß dies eines meiner zukünftigen Probleme sein
wird, daß ich an dieser Frage nicht vorbeikomme und
mich damit auseinandersetzen muß; ob ich will oder
nicht.

Im Moment langt mir aber diese Auseinandersetzung, ich
werde jetzt schlafengehen und morgen mit dem "normalen"
Bericht über meine Krankheit fortfahren.

Ich glaube, jetzt kann ich weiterberichten:

Montag, 28. Januar: Gegen 19.30 Uhr kamen wir nach lan-
gem Suchen im Krankenhaus an. Der diensthabende Arzt
(Neurologe) erwartete uns schon ungeduldig. Er fuhr sofort mit uns auf die Station, wo ich mich auch gleich
ausziehen und ins Bett legen mußte. Dann begann er mit
der Aufnahme der Personalien und fragte nach Kinderkrank-
heiten usw. und den heutigen Beschwerden. Er kontrollier-
te den gesamten Bewegungsapparat. Die Arme, Augen und
das sonstige Gesicht schienen in Ordnung; jedenfalls für
meine Wahrnehmungen. Die Beine konnte ich (im Liegen)
nur einige Zentimeter - und auch das nur für sehr kurze
Zeit - anheben. Warm- und Kaltreaktion konnte ich nur
raten, gespürt habe ich keinen Unterschied. Der Spitz-
und Stumpf-Test fiel auch negativ aus. Ich spürte auch
nicht, welchen Zeh der Arzt berührte.

Nach den ersten Tests ging der Arzt hinaus und holte
einen neuen Fragebogen. Mir ist das nicht sonderlich aufgefallen, aber später erfuhr ich, daß dies ein speziel-

ler Fragebogen für MS-Kranke war. Die ganze Untersuchung
erschien mir sehr gründlich und zog sich über 1 1/2 Stunden hin.

Nach Abschluß der Untersuchungen sagte er mir, daß ich
ungefähr 2 bis 3 Wochen im Krankenhaus bleiben müsse.
Auf die Frage, was es denn nun sei, antwortete er, daß
es wahrscheinlich eine Entzündung des Rückenmarks sei.
Allein das Wort "Rückenmark" löste bei mir so etwas wie
Panik aus, denn ich verband damit irgendetwas recht Bös-
artiges, etwas, das auch mit dem Gehirn zu tun hatte.

Für mich war es ab diesem Zeitpunkt klar, daß ich nicht
in 2 oder 3 Wochen würde wieder arbeiten können, sondern
daß ich ernsthaft und für längere Zeit krank sein würde.

Der Arzt holte dann meinen Partner und meine Schwester,
die auch mitgefahren war, aus dem Untersuchungszimmer
heraus, um mit ihnen die Einweisungspapiere zu erledigen. Ich dachte mir nichts dabei; ich war viel zu sehr
mit mir selbst beschäftigt. Meine Gedanken kreisten
vielmehr darum, wie ich die 2 oder 3 Wochen Trennung
überstehen soll, noch dazu in der Athmosphäre des Kran-
kenhauses und wie mein Partner dies übersteht, wie unser Geschäft weiterlaufen soll (wir betrieben ein kleines Speiselokal) wenn ich nicht mehr da bin bzw. wenn
ich wieder daheim bin und nicht mehr arbeiten kann. Es
waren alles recht schlimme Gedanken, die sich in meinem
Kopf überschlugen.

Dann ging alles sehr schnell. Sie kamen alle drei zurück
und fuhren mich mit meinem Bett in ein Krankenzimmer.
Die drei Frauen, die dort lagen, schliefen schon. Der
Arzt machte das Licht an und sagte ihnen, daß er noch
jemanden in dieses Zimmer hineinlegen müsse. Dann verschwand er. Es folgte eine kurze Verabschiedung von meinem Partner und von meiner Schwester. Ich sah, daß beide Tränen in den Augen hatten und führte dies auf die

Tatsache zurück, daß ich nun allein hier bleiben müsse,
nicht so sehr auf die Schwere meiner Krankheit.

Als die beiden draußen waren, erfolgte eine kurze Be-
grüßung mit den - nun erwachten - anderen Frauen in meinem Zimmer. Sie fragten kurz, was ich habe ("ich kann
nicht mehr richtig laufen" antwortete ich), warum ich
hier sei und wie lange ich voraussichtlich bleiben würde. Dann drehten sie sich auf die andere Seite und schliefen weiter. Die Nachtschwester kam noch einmal kurz herein und brachte mir einen Nachtschrank, sagte Gute Nacht
und machte das Licht aus.

Jetzt begannen für mich die eigentlich schrecklichen
Stunden. Ich lag hellwach in meinem Bett und hätte am
liebsten laut losgeheult, was ich mich aber wegen der
drei anderen Frauen nicht traute. Ich kam mir so schrecklich einsam und ausgestoßen vor; eingesperrt in einen
dunklen Raum, ans Bett gekettet. Ich wäre zu gern auf-
gestanden und hätte eine Zigarette geraucht, etwas ge-
trunken und mich erst einmal umgesehen, wo ich überhaupt bin, aber dazu hatte ich nicht den Mut und auch
keine Energie mehr. So lag ich Stunde um Stunde in
diesem schrecklichen fremden Bett, in diesem dunklen
Zimmer, in dem die drei anderen Frauen um die Wette zu
schnarchen schienen. Ich kam mir regelrecht bestraft,
entmenschlicht, entmündigt vor. Meine Gedanken zermar-
terten meinen Kopf, der bald platzen wollte, meine Beine schlugen in wilden Zuckungen umher, bis sie mir
schmerzten.

Gegen Morgen war mir nur eines klar: ich mußte alles
in meiner Macht stehende tun, um hier so schnell wie
möglich wieder herauszukommen. Als um kurz nach fünf
Uhr die Nachtschwester kam, um die anderen Frauen zu
waschen, war ich doch eingeschlafen.

Dienstag, 29. Januar: Zwischen dem Waschen und dem
Frühstück schlief ich noch einmal ein; ich war sehr

erschöpft von der Nacht. Die beiden Frauen, die das Frühstück brachten, fragten mich, ob ich aufstehen könne. Ich
bejahte dies und fragte sie auf dem Flur, wo denn der
Frühstücksraum sei. Als diese sahen, wie ich ging, schickten sie mich sofort wieder ins Bett und servierten mir
mein Frühstück dort. Die anderen Frauen schliefen nach
dem Frühstück wieder. Um mich ein wenig abzulenken, versuchte ich zu lesen, wofür mir allerdings einiges an
Konzentration und auch an Sehschärfe fehlte. Ich hatte
absichtlich nur spannende Bücher mitgenommen, aber an
diesem Morgen vermochten sie nicht, mich zu fesseln.

Bei der Visite sagte mir die Ärztin, daß sie mich nach
der Visite untersuchen wolle. Das war alles.

Nach dem Mittagessen, das ich wieder im Bett einnahm,
holte mich dann diese Ärztin zur Untersuchung ab. Sie
ging sehr schnell über den Flur, und ich hatte große Mühe, ihr überhaupt zu folgen. Sie nahm auf meine Gehbehinderung keinerlei Rücksicht, was mich ein wenig ärgerte. Sie führte dann dieselbe Untersuchung durch wie
am Vorabend ihr Kollege. Ich berichtete also alles noch
einmal und ließ auch ansonsten alles andere geduldig
über mich ergehen.

Bei dieser Untersuchung hatte ich jedoch den Eindruck,
daß ich an diesem Tage meine Beine besser bewegen konnte als am Vorabend. Es verwunderte und freute mich zu-
gleich.

Nach dieser Untersuchung erzählte mir diese Ärztin
auch etwas von einer "wahrscheinlichen" Entzündung,
aber diesmal im Zentralnervensystem. Ich konnte damit
nicht sehr viel anfangen, aber für mich klang dies
nicht ganz so schlimm wie die Entzündung im Rückenmark (wie diese unterschiedlichen Assoziationsmuster
zustande kommen, ist mir bis heute noch unklar). Ich
war durch diese vermutete Diagnose ein wenig erleichtert.

Anschließend mußte ich zum EMG (Elektromyogramm); dabei
muß man auf einen Monitor schauen, auf dem sich ein
großes Schachbrett hin und her bewegt, man aber immer
nur auf den großen roten Punkt in der Mitte schauen
darf. Während der gesamten Untersuchung steckten Elek-
troden in der Kopfhaut. Was sie damit genau herausbekom-
men wollten, ist mir leider nicht klar geworden.

Zu diesem Test wurde ich von einer Schwester hingebracht
und auch wieder abgeholt, weil ich nicht alleine laufen
sollte.

Am späten Nachmittag machte die Ärztin dann bei mir eine
Lumbalpunktion (Entnahme von Rückenmarksflüssigkeit).
Es war sehr unangenehm, wenn auch nicht gerade schmerzhaft. Danach sollte ich zwei Stunden auf dem Bauch liegen und anschließend 24 Stunden auf dem Rücken. Während
des Auf-dem-Bauch-liegens bin ich eingeschlafen, und als
ich wieder erwachte, hatte ich schreckliche Schmerzen im
Nacken, die mich noch die nächsten fünf Tage quälen sollten.

Durch diese ganzen Untersuchungen - ich vergaß, daß ich
zwischendurch auch noch zum EEG (Elektroenzephalogramm)
gebracht wurde - verging dieser Tag einigermaßen schnell,
und ich hatte nicht viel Zeit zum Nachdenken. Mir war
das ganz lieb; aber dann begann wieder der schreckliche
Abend und die Nacht. Aufstehen durfte ich nicht, weil
ich ja punktiert war.

Als abends dann nur noch die Nachtschwester auf der
Station Dienst hatte, schlich ich mich aber doch hinaus. Ich fragte sie, wo ich am besten telefonieren könne. Da sie scheinbar nicht wußte, daß ich nicht aufstehen durfte, sagte sie mir, daß es für mich am günstig-
sten sei, unten in der Eingangshalle zu telefonieren,
da dort ein Münzapparat sei. Ich fuhr sehr glücklich
hinunter.

Das Gespräch mit meinem Partner verlief sehr bedrückend.
Er schien mir sehr verzweifelt zu sein und meine Trö-
stungsversuche, daß ich sicher bald wieder herauskäme,
hatten keinen Erfolg.

Ziemlich bedrückt und niedergeschlagen verließ ich die
Telefonzelle und rauchte in der Halle noch eine Zigarette, die mich aber auch nicht beruhigen konnte.

Im Krankenzimmer lief noch ein kurzes belangloses Gespräch mit den anderen Frauen, dann legten sie sich
wieder schlafen, und ich war wieder allein mit meiner
Einsamkeit, der Ungewißheit und der Dunkelheit (da ich
als Notbett eingeschoben war, hatte ich weder eine eigene Lampe noch eine Klingel). Diese Nacht verlief
nicht viel besser als sie vorangegangene.

Mittwoch, 3o. Januar: Morgens beim Waschen überkamen mich
wieder diese schrecklichen Schmerzen im Nacken. Sie waren so furchtbar, daß ich mich schnell wieder ins Bett
legte. Das Frühstück wurde zur Qual, weil ich jedesmal,
wenn ich essen oder trinken wollte, den Kopf vor Schmerzen wieder fallenließ. Jetzt kam ich mir eigentlich erst
richtig krank vor. Ich hatte gar kein Bedürfnis mehr,
aufzustehen. Ich döste bis zur Visite vor mich in, da
mir auch das Lesen unmöglich geworden war.

Die Ärztin sagte mir bei der Visite, daß es recht sicher
sei, daß eine Entzündung vorliegt, aber ganz genau würde
sie es mir am Nachmittag sagen können. Ich sollte um
14 Uhr zu ihr kommen. Irgendwie war ich sehr erleichtert darüber, daß ich danach wenigstens wüßte, was mit
mir los sei.

Noch vor dem Mittagessen kam eine Schwester mit einem
Rollstuhl herein, um mich damit abzuholen. Ich war zunächst ziemlich bestürzt über den Rollstuhl; ich dachte,
daß ich doch eigentlich gar nicht so krank sei, daß ich

einen Rollstuhl brauchte. Es berührte mich sehr unangenehm, wie sie mich so über die Gänge und Flure schob.
Im Sitzen hatte ich außerdem dieselben Kopfschmerzen
wie beim Laufen. Deshalb - so dachte ich mir - könne
der Rollstuhl doch nicht sein.

Die Schwester erklärte mir nur, das sei besser für mich,
damit ich mich nicht so anstrenge - wegen der Punktion.
Der Anlaß für diesen ganzen Ausflug war eine Röntgen-
aufnahme, die sie noch brauchten.

Voll Ungeduld wartete ich auf meinen Partner, der auch
bei der Besprechung um 14 Uhr dabeisein wollte. Um
kurz vor 14 Uhr kam er dann. Er schien mir einerseits
ziemlich nervös und aufgelöst und andererseits auch
sehr besorgt, er drückte mich immer und immer wieder,
ohne viel zu sprechen.

Ich war noch arglos und ahnte nicht, daß er mir eine
schreckliche Mitteilung zu machen hatte. Wir gingen zunächst in die Eingangshalle und rauchten eine Zigarette.
Es waren relativ viele Leute dort und er drängte darauf, daß wir wieder nach oben gingen. Wir setzten uns
dann auf der Station im Flur auf eine Bank. Er nahm
mich in der Arm und erinnerte mich an das Versprechen,
das wir uns schon vor langer Zeit gegenseitig gegeben
hatten (wir hatten uns versprochen, daß, wenn einer von
uns einmal schwer krank werden sollte, der andere ihm
dies so früh wie möglich mitteilt, denn wir gingen davon aus, daß ein Kranker nur dann gegen seine eigene
Krankheit kämpfen kann, wenn er auch weiß, wie krank
er ist). Jetzt konnte ich mir seine Unruhe erklären.
Ich dachte sofort an Krebs oder einen gefährlichen Tumor. Ich mußte erst einmal tief durchatmen, dann sprach
er weiter. Er sagte mir, daß ich Multiple Sklerose habe und daß das, was ich jetzt habe, schon der 3. Schub
sei.

Heute - im nachhinein - habe ich das Gefühl, daß ich
zunächst erstarrt bin. Dann schossen mir schreckliche
Bilder durch den Kopf vom Rollstuhl, von Heimen und ge-
schlossenen Anstalten, aus denen man nie mehr herauskommt.
Für mich bedeutete in dem Moment MS ein Bild von einem
total verfallenen Menschen, der geistig und körperlich
völlig weggetreten ist und das alles wahrscheinlich alles noch voll registrieren kann. Hätte er mir gesagt,
ich hätte Krebs, ich hätte es wesentlich ruhiger aufgenommen als gerade MS. Bei Krebs oder einer ähnlichen
Krankheit hätte ich große Hoffnungen in die Ärzte gesetzt, so aber war mir klar, daß diese nichts ausrichten können.

Dann sprach er von Diäten für MS-Kranke und speziellen
Kliniken und daß wir sofort dorthin fahren könnten,
wenn ich hier entlassen bin. Er sprach auch gleich davon, daß er das Lokal möglichst bald aufgeben wolle
und er sich eine Anstellung suchen wolle.

Es war für mich alles ein bißchen viel auf einmal. Mir
schwirrte alles durch den Kopf, mir wurde schwindelig.
Eines prägte sich bei mir sehr, sehr tief ein: Ich werde mein Leben lang kein gesunder Mensch mehr sein. Das
Wörtchen "unheilbar", das ich sofort bei der MS asso-
ziierte, setzte sich tief in mir fest.

Trotzdem hatte ich in diesem Moment den starken Wunsch,
zu kämpfen und wieder von vorne anzufangen. Eines,
glaube ich, habe ich durch diese paar Minuten auch begriffen, nämlich, daß ich mit meiner Krankheit nicht
alleingelassen werde, sondern daß mein Partner bei
mir bleiben und mich unterstützen wird, ganz gleich,
was noch kommen mag. Ich habe in diesen Minuten auch
keine Angst empfunden, wie ich es eigentlich von mir
erwartet hätte, sondern vielmehr den Wunsch verspürt,
zu kämpfen und mich nicht unterkriegen zu lassen.
Ich empfang es vielmehr als eine Herausforderung
an mich selbst. Wäre ich allein gewesen, hät-

te ich wahrscheinlich resigniert und wäre in Apathie
verfallen. Ich wünsche jedem MS-Kranken (und nicht nur
denen) einen solchen Partner.

Das Gespräch mit der Ärztin war dann schon kein großer
Schock mehr für mich. Sie fragte uns gleich zu Anfang,
ob wir schon miteinander gesprochen hätten. Daß ich die
Diagnose schon kannte, schien sie zu beruhigen.

Sie berichtete kurz über die Ergebnisse der einzelnen
Untersuchungen. Dann sagte sie mir - und darüber war ich
sehr erstaunt -, daß sie mir ja eigentlich schon recht
deutlich gesagt hätte, was ich habe. Bei dem Stichwort
MS schossen mir unwillkürlich die Tränen in die Augen,
aber es war nur recht kurz, und wir verließen ziemlich
gefaßt das Sprechzimmer.

Wir gingen zurück ins Krankenzimmer, und ich legte mich
auf das Bett (die Schmerzen im Nacken plagten mich sehr).
Mein Partner sagte mir, ich solle ruhig richtig losheu-
len; dabei streichelte er mich. Es gelang mir zwar, ein
wenig zu weinen, aber die erhoffte Entkrampfung brachte
es nicht. Ich beruhigte mich bald wieder, und wir gingen hinunter in die Eingangshalle. Mein Partner erzählte
mir, daß er und meine Schwester schon Kontakt aufgenommen hatten zur MS-Gesellschaft im nahegelegenen Frankfurt; daß es auch bei uns ganz in der Nähe eine Kontakt-
person der Gesellschaft gäbe und daß 15 km von uns entfernt eine neue Gruppe von MS-Kranken eingerichtet werden sollte. Wir sprachen auch darüber, wie man an noch
mehr Informationen über die Krankheit und die Möglichkeiten der Bewältigung herankommen könne. Auch über unsere künftigen beruflichen Aussichten unterhielten wir
uns. Das gesamte Gespräch kreiste eigentlich nur um den
einen Punkt: Versuchen, mit der Krankheit fertig zu werden.

Dieses Gespräch - gerade zu diesem Zeitpunkt - hat mir
einen neuen Auftrieb gegeben; ich hatte das Gefühl, daß

sich da vor mir eine neue Welt auftut, die ich kennen-
lernen will und muß, die mir auf der anderen Seite
aber auch das Gefühl gibt, nicht allein zu sein. Mir
wurde deutlich, daß neue Anforderungen auf mich zukommen werden, die mit verhindern, daß ich resigniere.

Als mein Partner mich kurz vor dem Abendessen wieder
verlassen mußte, war ich zwar immer noch von dieser
Nachricht schockiert, aber ich war auch schon dabei,
neue - positive - Zukunftspläne zu schmieden.

Nach meiner Krankenhausentlassung bat ich meinen Partner, seine Empfindungen bis zu diesem Zeitpunkt der
endgültigen Diagnose niederzuschreiben. Ich möchte es
auch an dieser entscheidenden Stelle einfügen:

"Als Marion über Gefühlsstörungen in den Beinen klagte,
war das für mich zunächst noch kein Alarmzeichen. Auch
nicht, als ich nachts bemerkte, daß sich ihre Beine
"selbständig" machten und unkontrolliert zuckten und
traten. Schließlich war ich selbst lange Zeit mit ähnlichen Symptomen in ärztlicher Behandlung gewesen. Ursache: Durch Bandscheibenveränderungen eingeklemmte Ner-
venstränge. Und da ich von Marion wußte, daß sie schon
seit vielen Jahren Beschwerden hatte, die auf Wirbelsäu-
lenschäden zurückgeführt wurden, war mir klar: Das
kann nur das gleiche sein.

Ich machte mir dann zwar doch immer mehr Sorgen, als
sie kaum noch gehen konnte und sie sich beim Treppensteigen mehr mit den Armen am Geländer hochzog als daß
sie ging - aber schließlich klagte sie auch über Schmerzen in einem bestimmten LWS-Bereich und meinte auch eine Wirbelverschiebung fühlen zu können ... das war ja
alles nichts neues. Ich erinnere mich: Spritzen, Ta-
lbetten, Elektrobehandlung, die Marion jetzt vom Hausarzt bekam, hatten bei mir damals auch nichts bewirkt.

Ich drängte also darauf, sich zu einem Orthopäden über-
weisen zu lassen. Meine Vorstellung: Ein paar Mal einrenken und die Wirbelsäule strecken (so wie früher bei
mir selbst), und das Ganze ist erledigt.

Es war von mir auch überhaupt nicht beschwichtigend,
sondern ganz überzeugt gemeint, als Marion mich nach
einer Fernsehsendung fragte, ob sie vielleicht MS haben könnte und ich das weit von mir wies: "Quatsch, das
wären ganz andere Symptome".

So war ich dann doch sehr überrascht, als sie vom Orthopäden mit einer Soforteinweisung in die Uniklinik
zurückkam. Eine wilde Unruhe, die ich nicht beschreiben kann, war in meinen Gedanken und Gefühlen. Mit einem Gemisch aus Angst: "Was werden die jetzt feststellen ?" und Hoffnung: "Das kriegen die dort sicher
schnell wieder hin" fuhr ich Marion also zur Klinik.
Ich durfte auch bei der Erstuntersuchung dabei sein.
Der Arzt war mir schon deshalb sympatisch, weil er
fragte, ob ich mit Marion verheiratet sei und als wir
sagten: "das eigentlich nicht, aber wir leben zusammen", nur meinte: "Das ist doch gleich, kommen Sie mit
rein".

Die sehr gründliche Untersuchung war für mich gleichzeitig eine Demonstration dafür, wie schwer die Bewe-
gungsbehinderung schon fortgeschritten war. Es schien,
als seien die Beine einfach nicht mehr da. Und dennoch:
Es durfte nichts Ernsthaftes sein - so wollte es mein
Kopf. Im Gegenteil: Als der Arzt sagte, ein Tumor sei
das wohl nicht (natürlich hatte ich an diese Möglichkeit auch schon gedacht, aber gleich wieder von mir
geschoben), sondern eher ein "entzündlicher Prozeß",
atmete ich erleichtert auf und dachte nur noch: "Na,
gut, gegen Penicillin ist Marion weder allergisch noch
resistent. Man wird sie also damit behandeln, und in
drei Wochen ist alles vorbei". Ich fand es dann zwar
furchtbar, als man Marion auf einem Notbett in ein

dunkles Zimmer schob (wie in eine Schublade dieser riesigen Klinik-Kommode) aber ich sagte mir, dies müsse
jetzt wohl so sein und das sei sicher auch zu überstehen.

Und dann kam der Schock: Vor der Tür sagte uns (Marions
Schwester und mir) der Arzt: "Sie werden wohl schon sicher gemerkt haben, daß das eine sehr ernste Sache ist"
(nein, das hatte ich nicht !!!). Auf die Rückfrage, was
es denn nun sei, kam nur die kurze Antwort: "Multiple
Sklerose -- MS".

Ich hatte das Gefühl, irgendetwas hätte furchtbar auf
mich eingeschlagen. Was in diesem Moment und danach
in mir vorging, läßt sich beim besten Willen nicht so
beschreiben, daß es für eine andere Person be - greifbar
wäre. Ich war gelähmt in meinen Gedanken - nur diese
zwei Buchstaben "M S" hämmerten in mein Gehirn. Fetzen
wie: "Deshalb also ein neuer Anamnesebogen, deshalb also
die wiederholten Reflexprüfungen, deshalb also die immer wieder gestellte Frage nach früheren Beschwerden"
mischten sich mit Angst, Leere, dem Wunsch zu weinen
und wieder zu Marion ins Zimmer zu rennen und sie in
die Arme zu nehmen. Ich glaube, Marions Schwester ging
es ähnlich. Wir waren im wörtlichen Sinne sprachlos geworden, notierten nur noch mechanisch Namen und Tele-
fonnummer der weiterbehandelnden Ärztin. Man sagte uns,
wir sollten am nächsten Tag anrufen, man hätte dann
das Ergebnis der Liquo-Untersuchung und könne sagen,
ob die Diagnose stimmt.

Dieses Wörtchen "ob" war dann für 15 Stunden ein
Strohhalm - schwach nur, aber er war da. Konnte sich
der Arzt nicht doch geirrt haben ? War es nicht sogar unverantwortlich von ihm, uns eine Diagnose noch
vor einer Liquoruntersuchung zu stellen ?

Auf der Rückfahrt sprachen wir kein Wort. Ich fuhr
so vorsichtig wie selten. Auf schneeregen-nasser Au-
tobahn ging mir ständig durch den Kopf: "Jetzt nur

nicht die Nerven verlieren. Noch nie hat dich Marion
so gebraucht wie jetzt. Uns darf nichts passieren".

Zu Hause angekommen, äußerte ich nur den Wunsch, allein zu sein und zog mich zurück.

Am nächsten Mittag dann Anruf in der Klinik bei der
nun behandelnden Ärztin --- und auch der Strohhalm war
weg !!! (Die Ärztin wunderte sich übrigens darüber,
daß man uns die Diagnose schon am Vorabend gesagt hatte.)

Ich bat die Ärztin, Marion noch nichts zu sagen, da ich
es selbst tun wolle. Das muß für sie recht ungewöhnlich
gewesen sein, denn sie stutzte und widersprach zunächst.
Erst bei einem zweiten Anruf konnte ich klarmachen,
daß es sowohl für Marion als auch für mich wichtig ist,
daß ich ihr die schreckliche Wahrheit sage und nicht
ein letztenendes anonymer Kliniker.

Am Telefon konnte ich das Marion unmöglich sagen. Aber
ich wußte, daß sie am Abend anrufen würde. Ich zitter-
te innerlich und wohl auch äußerlich aus Angst vor diesem Gespräch. An Einzelheiten erinnere ich mich nicht
- aber es muß wohl sehr bedrückend gewesen sein. Als
ich aufgelegt hatte, habe ich losgeheult. Dies kam in
den folgenden Tagen immer wieder vor. Ich glaube, ohne
diese manchmal stundenlange Heulerei (meist nach Feierabend) wäre ich verrückt geworden.

Am nächsten Mittag dann Fahrt zur Klinik. Um 14 Uhr
war ein Gespräch mit der Ärztin geplant. Ich setzte
mich vorher mit Marion auf eine Bank im Flur (schreckliche Atmosphäre - warum gibt es in solchen Häusern
nicht einen Raum, in dem man auch mal ungestört sprechen kann ?), nahm sie in meine Arme und erinnerte
sie an unser Versprechen, auch im Krankheitsfall immer ehrlich zu sein. Und dann mußte ich ihr sagen:
"Marion, Du hast MS". Bei diesem Stichwort sackte

sie in sich zusammen, und ich glaubte einen Moment lang,
sie sei ohnmächtig. Aber es dauerte nicht lange. Sie
richtete sich wieder auf, und ich sah zum ersten Mal,
<u>wie</u> stark diese Frau sein kann. Ich sagte ihr noch, daß
ich ihr in jeder Situation beistehen will und daß sie
niemals allein sein wird. So gut ich es vermochte, versuchte ich ihr meine Liebe auszudrücken. Als sie mich
dann ansah, sprachen nur ihre Augen und die sagten -
obwohl Tränen darin standen - "Ich will kämpfen".

... und wie sie kämpft ! Bereits am dritten Tag nach
ihrer Einlieferung ist deutlich zu bemerken, daß sie
wesentlich trittsicherer ist und besser laufen kann;
und das, obwohl sie noch unter sehr starken Schmerzen
leidet, die auf das Kontrastmittel in ihrer Wirbelsäule zurückzuführen sind (es waren übrigens unnötige
Schmerzen: Man hatte "vergessen", ihr zu sagen, daß
sie viel trinken muß, um die Schmerzen abzukürzen.
Dies erfuhr sie dann mehr durch Zufall von einem anderen Patienten). Ab dem vierten Tag zwingt sie sich
selbst, nicht mehr den Fahrstuhl zu benutzen, sondern
sie geht bewußt zum 5. Stock und zurück über die Treppen ! Bei ihrer Einlieferung hatte sie Mühe, sich überhaupt auf ihren zwei Beinen vorwärtszubewegen. Ihre
Beine waren einfach kraftlos ... und nun steigt sie
Treppen bis zum 5. Stockwerk !!

Auf das Cortison ist diese Besserung sicherlich nicht
zurückzuführen. Es ist Marion, die da will und spür-
bare Fortschritte macht !!!"

Soweit die Eindrücke meines Partners. Über diesen Bericht habe ich mich sehr gefreut und er hat mich auch
sehr ermuntert, so weiterzumachen.

Noch Mittwoch, 30. Januar: An diesem Tag ging ich nach
dem Abendessen in mein Krankenzimmer zurück. Eine der
Frauen fragte mich, was denn mit mir los sei. Ich sagte
ihr, daß es mich ziemlich mitgenommen hat, zu erfahren,
daß ich MS habe. Sie ging sofort auf dieses Stichwort
ein und erzählte mir folgendes:
"MS, ach, die Krankheit kenne ich, die hat meine Schwester schon seit zwanzig Jahren. Aber die geht ganz anders als Sie. Die schiebt die Beine immer so komisch
vor (sie machte es mir vor). Aber glauben Sie, die benutzt die Krücken, nein, dazu ist die viel zu stolz, dabei könnte sie damit viel besser gehen. Übrigens lebt
die jetzt mit einem Mann zusammen, der ist auch ein Krüppel. So verstehen die beiden sich ganz gut. Früher, da
war die mal mit einem richtigen feschen Mann verheiratet, aber als sie dann krank wurde, da hat er sie verlassen. Ist doch auch klar, was soll so ein Mann mit
einer solchen kranken Frau anfangen. Ein Mann in dem
Alter braucht schließlich auch seinen Spaß."
Eine andere Frau griff in das Gespräch ein und fragte,
ob sie (die MS-Kranke) "denn Kinder hat, denn für Kinder wäre es ja schlimm, eine solche Mutter zu haben".

Ich verließ wortlos das Zimmer, ich war schockiert. In
diesem Moment überlegte ich mir, daß ich wohl besser
darauf achten sollte, mit wem ich über meine Krankheit
spreche, zumindest solange es mich noch derartig mitnimmt.

Es gab an diesem Abend nur zwei Möglichkeiten für mich:
entweder ins Fernsehzimmer zu gehen (zum Fernsehen hatte ich aber keine Lust) oder in die Eingangshalle, wo
man allerdings auch nicht allein sein konnte. Hier saßen
ungefähr 8 oder 9 Personen zusammen und unterhielten
sich. Ich setzte mich dazu. Sie erzählten Witze und
machten ihre Späßchen. Ich brachte es sogar fertig, mit
ihnen zu lachen. Ich empfand es als wohltuend, für einige Zeit nicht grübeln zu müssen. Aber irgendwie hatte

ich auch das Gefühl, als laufe vor mir nur ein Film ab
und ich selbst sei eigentlich gar nicht anwesend.

Ich war in einem merkwürdigen Schwebezustand. Meine Beine begannen stärker als sonst zu kribbeln und sich zu
verkrampfen. Als auch die Schmerzen im Nacken stärker
wurden, ging ich wieder hinauf und legte mich auf das
Bett. Um nicht mit den anderen im Zimmer sprechen zu müssen, nahm ich mir ein Buch vor und versuchte zu lesen.
Ich konnte mich aber nicht konzentrieren und außerdem
verschwammen die Buchstaben vor meinen Augen. Als die
Nachtschwester kam, ließ ich mir eine Schlaftablette geben. Gegen 21 Uhr ging ich wieder hinunter zum Telefonieren. Mein Partner klang sehr niedergeschlagen und
fragte immer wieder: "Warum gerade Du, warum muß gerade Dir so etwas passieren ?". Ich war ziemlich verzweifelt, konnte aber auch jetzt nicht weinen.

Auf dem Rückweg setzte ich mich noch zu den anderen Patienten, die wieder beim Witze-Erzählen waren. Aber
schon bald trieben mich meine Schmerzen wieder ins
Zimmer. Die anderen Frauen schliefen schon, und ich
ging auch sehr schnell ins Bett und schlief - Dank der
Schlaftablette - auch bald ein.

<u>Donnerstag, 31. Januar:</u> Die Nachtschwester, die zwei der
Frauen jeden Morgen im Bett wusch, verschlief ich. Das
Frühstück nahm ich im Frütückszimmer ein, mußte es aber
einmal unterbrechen und mich auf mein Bett legen, weil
ich vor Schmerzen im Nacken nicht mehr kauen konnte.
Immer, wenn ich mich hinlegte, ließen die Schmerzen
sehr schnell nach. Beim zweiten Anlauf konnte ich dann
zu Ende frühstücken.

Bei der Visite waren 3 Studenten dabei, und der Oberarzt
fragte mich, ob ich bereit wäre, mich von den dreien untersuchen zu lassen. Ich willigte ein, und sie fragten
mich aus und untersuchten mich fleißig. Die Ärztin, die
für mich zuständig war, hatte das Zimmer schon längst

wieder verlassen, als die Studenten endlich ihre Untersuchungen abschlossen, so daß ein Gespräch mit der Ärztin nicht möglich war. Ich hatte den Eindruck, daß sie
sehr froh darüber war, daß sich da keine Möglichkeit er-
geben hatte.

Ich fragte eine der Schwestern, ob es normal sei, daß
ich immer noch solche Kopfschmerzen hätte. Nach Rück-
sprache mit der Ärztin sagte mir die Schwester, daß ich
Geduld haben solle und Schmerztabletten nicht notwendig
seien.

Nachmittags besuchten mich mein Partner und meine Schwester. Die Stimmung war ziemlich gedrückt und gequält.
Jeder versuchte, sich um das Thema MS zunächst zu
drücken, um dem anderen nicht wehzutun. Schließlich
kam doch noch ein sachliches Gespräch zustande, das
zumindest einige Klärung brachte.

Recht niedergedrückt verabschiedeten wir uns, und ich
ging einigermaßen früh schlafen (mit Schlaftablette).
Vorher hatte ich noch Fernsehen gesehen, weil ich es
im Krankenzimmer wegen der anderen drei Frauen nicht
aushielt.

Freitag, 1. Februar: Die Schmerzen im Nacken sind unverändert. Meine Gehversuche hingegen fallen für mich
recht positiv aus. Ich gehe das erste Mal zu Fuß in
die Halle hinunter (5. Stock, genau 90 Stufen) und
auch wieder hinauf. Meine Beine kribbeln zwar hinterher sehr stark, aber ich habe das Gefühl, daß sie das
brauchen. Nachdem ich ca. eine viertel Stunde gelegen
habe, hört das Kribbeln wieder auf, und die Beine erscheinen mir nun kräftiger zu sein. Ich nehme mir vor,
sie künftig mehr zu belasten.

Mittags holt mich die Ärztin ab, um meinen "Fall" den
Studenten vorzuführen. Bei den Studenten muß ich alles
noch einmal erzählen und sehr viele der Tests, die

ich alle schon mehrmals gemacht hatte, werden von ihnen
wiederholt. Ich kam mir vor wie ein Ausstellungsstück.
Es war lästig.

Bei dieser Untersuchung wird mir aber zum erstenmal
selbst klar, daß eine leichte Koordinationsschwäche
in meinen Armen vorhanden ist, die ich im normalen
täglichen Umgang überhaupt nicht wahrnehme. Die Ärztin
meint, das wäre von dem früheren Schub zurückgeblieben.
Mich stört das nicht sonderlich, ganz im Gegenteil: ich
denke mir, wenn das alles ist, was auch in den Beinen
zurückbleiben könnte, dann wäre ich schon sehr froh darüber. Die ganzen zwölf Jahre habe weder ich noch sonst
irgendjemand etwas in meinen Armen bemerkt. Das ist für
mich sehr beruhigend.

An diesem Nachmittag kam mein Partner zu Besuch. Diese
Begegnung war nicht mehr so problematisch wie die vorherigen. Mir scheint, wir sind beide etwas zur Ruhe gekommen und sehen nun einiges etwas nüchterner. Ich erzäh-
le ihm viel von der Untersuchung durch die Studenten vorher, und der erzählt mir viel von daheim. Der Abschied
wird etwas schwieriger, aber nicht allzu problematisch
- für mich nicht zu belastend. Außerdem weiß ich, daß
er am nächsten Tag wiederkommen wird.

Nach dem Abendessen gehe ich noch hinunter in die Eingangshalle. Die "üblichen" Leute sitzen hier wieder
herum und unterhalten sich. Als ich an diesem Abend
zu ihnen stoße, habe ich das Gefühl, in einen festen
Kreis aufgenommen zu werden. Besonders zwei Frauen fallen mir in diesem Kreis auf: Einmal eine Frau, ca. Mitte 50, die über ihre Krankheit mit mir spricht (sehr
starker Zucker, Nierenschäden, 100 % erwerbsunfähig)
und schon über ein halbes Jahr in dieser Klinik. Sie
war zur Zeit gerade dabei, das Selbstspritzen von Insu-
lin zu lernen, welches sie viermal täglich braucht.
Sie ist sehr optimistisch und kommt recht gut zurecht
mit dem Spritzen. Sie fragt mich auch, was ich habe.

Ihre Reaktion: "Na ja, das kenne ich auch, ich habe hier
schon so viele erlebt; nach zwei oder drei Wochen werden Sie wieder entlassen; das gibt sich alles wieder."

Die zweite Frau: 42 Jahre alt, einen 24jährigen Sohn und
einen 8jährigen Sohn mit ihrem zweiten Mann, der 8 Jahre
jünger ist als sie. Sie erzählt mir, daß sie einen so
wundervollen und häuslichen Mann noch nie gehabt hätte
und daß er ihr einziger Halt wäre und auch jetzt den
Sohn versorgt. Sie hat auch MS und außerdem die Parkin-
son'sche Krankheit. Sie erzählt mir immer wieder, daß
sie schon sehr lange aufgegeben hätte, wenn sie ihren
zweiten Mann nicht hätte, der absolut zu ihr hält. Ihre
Reaktion auf meine Krankheit: "Ich habe Sie schon beobachtet, freuen Sie sich, daß Sie einen solchen Partner
haben, mit dem können Sie noch lange leben und glücklich
sein." Trotz meiner - immer noch vorhandenen - Schmerzen
im Nacken bin ich unheimlich erfreut über diese Reaktion und vergesse fast die Schmerzen.

Ansonsten laufen an diesem Abend nur recht oberflächliche Gespräche, die - so mein Eindruck - meistens nur
einen gewissen Galgenhumor ausstrahlen. Mir fällt auf,
daß die Männer viel weniger in der Lage bzw. bereit
sind, über ihre Krankheit und ihre sonstigen Umstände
zu erzählen. Sie versuchen meist, alles in einen Mantel
der Heiterkeit zu kleiden.

Mein spätes Telefongespräch mit meinem Partner ist
auch eher beruhigend als belastend. Es ist der erste
Abend, an dem ich einigermaßen entspannt ins Bett gehe
und auch ruhig schlafe.

Was mich allerdings noch ein wenig stört: In meinem
Krankenzimmer haben sie mir einen Nachttisch vor die
Tür geschoben; ich muß einen gewissen Krach verursa-
chen, bevor ich ins Zimmer gelangen kann. Ich nahm es
mehr als einen dummen Schulkinder-Streich; nur, daß
diese "Kinder" zwischen 45 und 60 Jahre alt waren.

Samstag, 2.Februar: Nach dem Frühstück sage ich der einen Frau (die Frau, die die MS-kranke Schwester hat)in
meinem Zimmer, daß ich sie für das "Nachttisch-vorschie-
ben" für verantwortlich halte und ich es deshalb nicht
verstehen könne, weil es nur ihr eigener Schaden sei,
weil dadurch ihre eigene Nachtruhe gestört werde (die
drei anderen Frauen gehen immer schon um 9 Uhr schlafen).
Ich sei es nun einmal nicht gewähnt, schon um diese Zeit
ins Bett zu gehen (meine Arbeitszeit ging jeden Tag bis
1 Uhr nachts) und ich werde deshalb auch immer später
schlafen gehen als sie. Sie meinte, daß mir der Nachtschrank vor der Tür doch eine Lehre sein müsse und daß
ich mich nach ihrer Schlafenszeit richten muß. Ich erwi-
dere ihr, daß mich der Nachtschrank vor der Tür nicht
daran hindern könne, später als sie ins Bett zu gehen,
zumal ich im Bett ja nicht einmal die Möglichkeit habe,
noch zu Lesen (als Notbett hatte ich keine eigene Lese-
lampe). Sie hat es nie wieder versucht und hat mich
seit diesem Tag weitgehend in Ruhe gelassen.

Ich mache weiter meine Gehversuche auf dem Gang und auf
den Treppen. Ich verlasse so oft wie möglich das Zimmer,
weil ich es dort nicht aushalte. Noch ein Beispiel für
die dortige Atmonphäre: Eine etwas jüngere Frau in unserem Zimmer hat gestern Besuch von einem farbigen Freund
bekommen. Die beiden anderen Frauen lästerten fruchtbar
darüber, wie man mit "so jemandem" befreundet sein könne.
Als ich sagte, daß müsse doch wohl jedem selbst überlassen sein, mit wem man befreundet ist, und es ihnen nicht
zuständе, darüber zu urteilen; danach sprechen die beiden den restlichen Tag nicht mehr mit mir. Ein Grund
mehr, mich zu verziehen.

Am Nachmittag kommt mein Partner. Ich erwarte ihn schon
den ganzen Vormittag sehr sehnsüchtig; ich habe starkes Heimweh (was immer das auch sein mag, bis zu diesem Tag kannte ich es jedenfalls nicht). Er sagt mir
immer wieder, daß er mich unheimlich liebt und mich nie

verlassen wird; das ist gerade jetzt sehr wichtig für
mich. Ihn weggehen zu sehen, tut mir sehr weh, aber andererseits weiß ich, daß mich diese Verabschiedung ihm
auch wieder einen Schritt näher bringt.

Traurig, aber rational gefaßt, wende ich mich wieder
meinen "Kollegen" im Krankenhaus zu. Dieser Abend wird
sehr schön. Zu viert "Kniffeln" wir, immer mit 6 bis 8
Zuschauern drumherum, die ihre Kommentare geben. Es wird
sehr viel gelacht. Unter uns vieren ist ein älterer
Mann (ca. Ende 60), der die ganze Gesellschaft unterhalten kann. Er lebt geradezu auf; es macht Spaß, ihm
zuzuhören und zuzusehen. Seine Erzählungen werden von
reichhaltigen Gebärden begleitet. Als eigentlich alle
schon ins Bett gehen wollen (ca. 23 Uhr), fängt er an,
Zille- und Roth-Gedichte zu zitieren. Es ist ein wirklich gelungener Abend und alle gehen leichteren Herzens
- wenn auch sehr spät - ins Bett. Irgendwie habe ich
den Eindruck, daß wir eine eingeschworene Gemeinschaft
sind und ich mich in einem Schonraum befinde. Von den
anderen (auch Kranken) habe ich keine massiven Angriffe
oder böswilligen Bemerkungen zu erwarten; sie sind selbst
Betroffene.
Das beruhigt.
Erstmal.

Zum ersten Mal - seit ich erwachsen bin - hatte ich an
diesem Abend das Gefühl, daß es einiges für sich hat,
in einem Heim (abgeschlossene überschaubare Welt) zu
leben und nicht der Grausamkeit der Umwelt, die nur
nach Leistung zählt, ausgesetzt zu sein. Ich befand
mich zur Zeit zwar in keinem Heim, aber hier in der
Klinik durfte ich krank sein, hier achtete niemand darauf, wenn man sich merkwürdig bewegte, humpelte oder
sonstige Gebrechen hat, es war ganz anders als "draußen".
Diesen Schonraum brauchte ich zu dieser Zeit noch. Ich
mußte mich jetzt noch nicht stellen. Hier war ich unter den anderen Patienten in erster Linie Mensch und
dann erst Kranker. Ich weiß nicht, wie man das jemandem, der diese Erfahrung noch nicht gemacht hat, erklären soll.

Zum Abschluß des Abends rufe ich noch einmal meinen
Partner an und ich bin über seinen derzeitigen Zustand
beruhigt. Er hatte viel zu tun und war abgelenkt, ich
fand das wunderbar.

Sonntag, 3. Februar: Der Vormittag verlief sehr langweilig. Ich las und machte meine Gehversuche, rauchte zwischendurch eine Zigarette und schlief wieder. Problematisch wurde es erst am Nachmittag, als alle anderen ihre Angehörigen erwarteten und ich wußte, daß ich keinen
Besuch bekommen würde, weil zu dieser Zeit bei uns daheim das Hauptgeschäft lief. Meine Schmerzen im Nacken
waren glücklicherweise etwas besser, und ich konnte wenigstens im Hause herumlaufen, als unser Krankenzimmer
drohte, überzulaufen. Ich fand nur keinen Platz, an den
ich mich zurückziehen konnte, weil überall Familien-
grüppchen herumstanden oder -saßen. Fast war es uner-
träglich, die ganzen Heucheleien zu ertragen und zu
spüren, wie lieb die Leute zueinander waren, ohne dies
wirklich zu fühlen (vorher hatten so einige Patienten
gesagt: "Wenn meine Frau wiederkommt, der werde ich
mal meine Meinung sagen" und ähnliches).

Endlich traf ich die eine MS-kranke Frau wieder, die
ihre Familie schon verabschiedet hatte und sich mit
mir unterhalten konnte. Wir haben uns sehr gut verstanden, da sie auch die Heucheleien der Familien, die um
sie herum waren, so wahrnahm wie ich auch.

Da der fröhliche Mann, mit dem ich am Vorabend geknif-
felt hatte, an diesem Tag unerwarteterweise entlassen
wurde, und auch sonst kaum einer in der Halle war,
ging ich schon früh schlafen (mit einer Schlaftablette von der Nachtschwester).

Montag, 4. Februar: Den Morgen verbrachte ich mit Lesen
und Stricken. Bei der Visite teilte mir die Ärztin mit,
daß am Freitag nachmittag eine Konferenz abgehalten

wurde, in der man den Beschluß gefaßt hatte, daß ich
noch eine Alexan-Kur machen müsse, die ca. 3 Wochen
dauere. Am Nachmittag erwarte sie mich dazu zu einer
Besprechung.

Glücklicherweise wußte ich, daß mein Partner an diesem
Nachmittag kommen wollte. Schon am Mittag teilte ich
ihm telefonisch mit, was mir eröffnet wurde. Wir beschlossen, gemeinsam mit der Ärztin darüber zu reden.

Das beruhigte mich sehr, denn ich hatte Angst, mich
irgendwie in eine Sache einzulassen, die ich nicht
überblicken könnte (die Maßnahmen im Krankenhaus sind
für gewöhnlich schon undurchschaubar genug). Kurz
nach der vereinbarten Besprechungszeit erschien mein
Partner, und wir gingen gemeinsam - etwas verspätet -
zur Ärztin. Als erstes fragte ich sie, ob diese Kur
nicht auch in meiner Heimatnähe durchgeführt werden
könne (schließlich gibt es bei uns in der Nähe auch
einige Krankenhäuser). Sie verneinte. Nur die Uni-Klinik könne dies und außerdem müsse ich erst etwas un-
terschreiben, wenn ich ein Merkblatt durchgelesen
hätte. Sie gab uns dieses Merkblatt mit zum ruhigen
Durchlesen und sagte mir, daß ich mich danach ent-
scheiden müsse (Merkblatt: siehe Anlage).

Ich konnte damit nicht viel anfangen, aber mich befiel
vor dieser Therapie eine massive Angst. Ich wußte wirklich nicht, was ich davon halten sollte. Ich fragte
mich, wenn schon die "Fachärzte" nicht genau wissen,
ob sie dieses durchführen sollen, wie soll ich dann
als Laie eine solche Entscheidung treffen können.
Mein Partner versprach mir, alles, was er darüber in
Erfahrung bringen könne, so schnell wie möglich auch
mir zugänglich zu machen.

Das Telefongespräch am Abend verlief so, daß mein
Partner mir absolut davon abriet, weil er sehr viel

Negatives darüber erfahren hatte. Auch eine Befragung
im Krankenhaus unter den anderen MS-Patienten verlief
so, daß ich mir sagte: Das läßt Du niemals mit Dir machen ! Mein Hausarzt sollte am nächsten Morgen von meiner Schwester dazu befragt werden.

Dienstag, 5. Februar: Auch der Hausarzt sagte, daß dieses Mittel bisher völlig unbekannt als Mittel bei MS
sei und es sich hier wohl um einen Versuch handeln müsse. Dieses Mittel kennt er nur als Anwendung im Endsta-
dium von Blutkrebs.

Das nahm mir eine unheimliche Angst vom Herzen, denn
vorher hatte ich erfahren, daß man bei dieser Therapie
mindestens eine Woche stramm im Bett liegen müsse, man
nur noch dabei wäre, das Essen und Trinken oben und
unten gleichermaßen schnell wieder herauszubringen und
sich auch sonst ganz miserabel fühlen soll. Da das Ergebnis dieser Therapie mir unklar blieb, sah ich keinen Grund, diese durchführen zu lassen. Hinzu kam, daß
ich das Gefühl hatte, daß "meine" Ärztin auch nicht
voll dahinterstand.

Sie hatte mir nämlich mitgeteilt, daß ich, wenn ich
diese Therapie ablehnen würde, mich zumindest - als
einen Mittelweg - für eine Imurek-Therapie entschei-
den müsse. Sie hätten damit schon vielen Patienten
über Jahre hinaus geholfen, bei denen bisher kein neuer Schub aufgetreten sei (für mich war dies jedoch
keine ausreichende Begründung, da vom ersten bis zum
zweiten Schub bei mir auch immerhin 12 Jahre vergangen waren; ohne Behandlung).

Als ich dann am Abend meinen Partner anrief und er
mir sagte, daß er bisher nur Negatives darüber erfahren habe und ich es schon deshalb im Moment ablehn-
nen solle, kam mir dies sehr gelegen, und ich hatte

für mich die Gewißheit, daß ich mich auf die Alexan-Therapie zumindest zur Zeit nicht einlassen sollte.

Das Ganze (vor allem die Gespräche mit anderen Betroffenen) nahm mich sehr stark mit, aber es beruhigte mich,
daß ich mit meiner Ansicht nicht allein war.
Es wurde eine ruhige Nacht.

<u>Mittwoch, 6. Februar:</u> Bis zur Visite war ich sehr aufge-
regt, und ich konnte mich weder aufs Lesen noch aufs
Stricken konzentrieren. Als die Visite dann endlich kam,
fragte mich die Ärztin, was ich nun wolle.

Nach meiner Antwort, daß ich die Alexan-Therapie vorläufig ablehne, entfernten sich alle Ärzte, Schwestern usw.
wortlos. Sie sprachen an diesem Tage kein Wort mehr mit
mir. Sie hatten wohl eine andere Antwort erwartet.

<u>Donnerstag, 7. Februar:</u> Von Mit-Patienten hatte ich er-
fahren, daß es möglich ist, für einige Stunden Urlaub
aus dem Krankenhaus zu bekommen. Ich ging also mittags
zur Ärztin und fragte sie, ob ich am Abend Urlaub bekommen könne. Sie meinte, es spräche nichts dagegen. Mein
sofortiger Anruf daheim war eine logische Reaktion.
Diesen Abend erwartete ich voll Ungeduld und voll Spannung. Außer der mündlichen Zusage der Ärztin hatte ich
nichts; niemand wußte Bescheid, und ich wußte nicht,
was ich machen sollte. Schließlich fand ich - kurz vor
dem Fortgehen - eine Schwester im Schwesternzimmer und
ich erzählte ihr, daß ich Urlaub für diesen Abend bekommen hätte. Sie meinte zwar, ich sollte doch wenigstens das Abendessen noch abwarten, aber als ich verneinte, ließ sie mich mit der Auflage gehen, späteste-
tens bis 21 Uhr zurückzusein.

Ich war der glücklichste Mensch auf der Welt. Ein
"gutes" Lokal fanden wir zwar nicht, aber immerhin
ein recht gemütliches. Hier konnten wir zu dritt (meine Schwester war auch mitgekommen) ungestört über alles reden, was mich die ganze Zeit über bedrückt hatte.

Für mich wurde an diesem Abend vieles klarer und ich
wußte danach, daß ich alles daran setzen mußte, so
schnell wie möglich nach Hause zu kommen. Im Krankenhaus hatte ich sowieso das Gefühl, daß ich hier um-
sonst sei, weil mit mir hier nichts gemacht wurde,
gar nichts. Jeden Tag bekam ich 100 mg Decortin; das
war alles. War für eine Tabletteneinnahme am Tag ein
Krankenhausaufenthalt notwendig ? Ich glaube nicht.

Als die beiden mich am Abend zurück ins Krankenhaus
brachten, saßen wir noch eine Weile in der Eingangshalle. Die anderen, mit denen ich die vorherigen Aben-
de verbracht hatte, saßen auch noch hier. Ich saß im
Sessel; mein Partner auf der einen Lehne und meine
Schwester auf der anderen Lehne sitzend nahmen noch
eine Weile an dem gemeinsamen Gespräch teil. Für mich
war dies ein sehr merkwürdiges Gefühl: ich war einge-
rahmt von meiner häuslichen Welt auf der einen Seite
und der geborgenen Krankenhauswelt auf der anderen
Seite. Es war etwas zuviel Geborgenheit auf einmal,
aber ich habe es trotzdem genossen.

Nachdem mein Partner und meine Schwester gegangen waren, fühlte ich mich trotzdem nicht allein, ich hatte
immer noch meine "Kameraden, Genossen, Mitkranken usw.,
die mir ein Gefühl der Geborgenheit vermittelten.

An diesem Abend schlief ich auch ohne Schlaftabletten
ganz ruhig ein. Auch eine erneute Blockade meiner Zim-
merkollegin hätte mir an diesem Abend nichts anhaben
können (sie fand aber nicht statt).

Freitag, 8. Februar: Es war eine sehr ruhige Nacht gewesen. Das Frühstück war fröhlich und angenehm; ich
fühlte mich eigentlich sehr wohl. Nach dem Frühstück
ging ich allein auf den Balkon, um eine Zigarette zu
rauchen. Nachdem alle anderen wieder gegangen waren,
begann ich mit meinem "Fitness-Training". Ich hüpfte
auf einem Bein über den gesamten Balkon (ca. 8 m) im-

mer abwechselnd. Ich hatte dabei das Gefühl, Fortschritte gemacht zu haben. Als ich jeweils fünf Mal auf jedem Bein hinübergehüpft war, begannen meine Beine zu
erschlaffen und ich hatte auch genug und ging zurück
ins Zimmer. An diesem Morgen war ich das erste Mal zum
Frühstück schon voll angezogen. Ich legte mich nur aufs
Bett und las. Bei der Visite fragte mich die Ärztin
wieder, wie es mir ginge. Ich sagte ihr, daß ich das
Gefühl hätte, daß es wesentlich besser ginge. Sie meinte, daß ich am Wochenende schon mit meinen Angehörigen
draußen spazierengehen könne. Ich erklärte ihr, daß
dies nicht möglich sei, weil meine Angehörigen zum einen über 100 km weit entfernt wohnen würden und zum
anderen am Wochenende bei uns das Hauptgeschäft laufen würde, sodaß niemand kommen könne. Allein würde ich
mich auch nicht trauen, hinauszugehen. Sie meinte, daß
es nun sehr schwierig sei, weil sie nicht wisse, was
man da tun könne. Der zweite Arzt forderte mich auf,
ein wenig auf und ab zu gehen, was ich auch tat. Er
meinte, daß das Aufsetzen meiner Füße noch recht unsicher wäre, aber ansonsten das Gehen schon recht gut
klappen würde. Daraufhin fragte mich die Ärztin, ob
ich abgeholt werden könne. Dies bejahte ich sofort,
ohne überhaupt zu überlegen. Dann erklärte sie mir,
daß sie mir zwar einen Wochenendurlaub genehmigen würde, aber nur dann, wenn ich dafür die eigene Verant-
wortung übernehmen würde. Dies sagte ich ihr sofort
zu. 10 Minuten später stand ich schon am Telefon und
rief meinen Partner an, daß ich auf Wochenendurlaub
nach Hause könne. Ich habe wahnsinnig gejubelt und
wartete die eine Stunde, bis er da sein könnte, in
der Empfangshalle; im Zimmer hielt ich es nicht mehr
aus.

Daheim angekommen, war ich zwar immer noch sehr glücklich, aber ich kam mir auch vor wie auf Besuch (ich
war es ja wohl auch). Ich war glücklich, da zu sein,
aber andererseits fühlte ich meine Behinderung hier
wesentlich stärker als ich es im Krankenhaus empfun-

den habe. Hier achtete jederman auf meine Bewegungen
- nach meinem Gefühl -, während im Krankenhaus ein
schlechtes Gehen absolut nicht auffiel, sondern als
normal empfunden wurde. Ich hatte Schwierigkeiten, einigen Bekannten zu erklären, warum ich immer noch so
komisch laufen würde. Meine Ausrede: Das ist meine
Wirbelsäule, das dauert noch eine Weile, bis das wieder in Ordnung ist. Eine furchtbare Lüge, zumal dann
die guten Ratschläge kamen, was man dagegen tun könne, welcher Arzt dafür am empfehlenswertesten ist usw.
Das Gerede der Leute hat mir ganz schön zu schaffen gemacht. Diese "Empfehlungen", dieses Besserwissen usw.
gingen mir auf die Nerven.

Trotz allem war es wunderschön. Ich stellte hierbei nur
fest, daß ich ein wesentlich stärkeres Schlafbedürfnis
hatte, erheblich schneller abschlaffte als vorher,
aber trotz allem wieder "normal" sein wollte und auch
den anderen helfen wollte, soweit ich konnte. Wenn
die beiden anderen arbeiteten, wurde ich in mein Zimmer geschickt, um mich zu "erholen".

Ich befand mich in einem ungeheuren Zwiespalt: einerseits - wenn ich lag - fühlte ich mich sehr wohl und
hätte Bäume ausreißen können, andererseits - wenn ich
versuchte, ihnen zu helfen - wäre ich fast zusammengebrochen. In diesen Extremen habe ich so etwas noch nie
erlebt. Ich konnte meine eigenen Grenzen überhaupt
noch nicht einschätzen. Ich wollte immer irgend etwas
tun, wollte helfen, aber ich habe mich dann immer ge-
wundert, daß es nicht klappte. Ich fragte mich, ob
ich das war, was ich bisher immer unter "behindert"
verstanden hatte. Ich wurde mir über meine Lage und
Position immer unklarer, alle Grenzen verschwammen für
mich mehr und mehr. Zwar hat mich mein Partner so oft
es möglich war dort oben in meinem Zimmer besucht,
aber ein Gefühl der Einsamkeit und des Der-Krankheit-
Ausgeliefert-Seins befiel mich doch. Unten - so schien

es mir - findet das "normale Leben" statt, und ich sitze
hier und kann als "Nichtnormale" nicht daran teilhaben.
Ich kam mir sehr nutzlos vor, obwohl ich die Ruhe und
das Ungestört-sein genossen habe. Irgendwie finde ich
das alles schizophren, aber so habe ich zu dieser Zeit
empfunden.

Dieser Urlaub verlief trotz allem sehr angenehm. Das
einzig wirklich Unangenehme war der ständige Gedanke
an die Rückkehr ins Krankenhaus am Sonntagnachmittag.
Allerdings war es tröstlich zu wissen, daß die Zeit im
Krankenhaus sicherlich nur noch ein paar Tage dauern
würde.

Sonntag, 10. Februar: Rückkehr ins Krankenhaus. Ich war
eigentlich in keiner sehr betrübten Stimmung, als ich
im Krankenhaus ankam. Allerdings waren sehr viele der
Leute, die ich in der Zeit näher kennengelernt hatte,
am Wochenende entlassen worden, und ich fühlte mich etwas einsam und fremd. Auch konnte ich an diesem Nachmittag noch nicht unterscheiden, wer nun zum Patien-
tenkreis gehörte und wer noch zu Besuch war; dies zeigte sich erst am Abend. Ich kannte nur noch rund ein
drittel der anwesenden Patienten. Für den nächsten
Nachmittag verabredete ich mich mit einer anderen Patientin zu einem Stadtbummel. Diese Verabredung munter-
te mich wieder etwas auf.

Montag, 11. Februar: Die Nacht hatte ich ruhig geschla-
fen und das Frühstück verlief auch normal. Bei der Visite fragte mich die Ärztin, ob ich wenigstens die Medika-
mentenkur mit Imurek machen wolle; als ich dies auch
verneinte, versprach sie mir eine Entlassung noch in
dieser Woche. Es waren für mich recht beruhigende Aussichten. Nach der Visite zog ich mich endgültig an und
wollte gerade in die Halle hinuntergehen, als mich die
Ärztin auf dem Flur noch einmal ansprach. Sie fragte

mich, ob ich noch heute abgeholt werden könne, wenn
ich entlassen würde. Ich bejahte dies ganz spontan und
bekam zugesichert, daß ich in der nächsten halben Stunde alle meine Entlassungspapiere erhalten würde. Ich
stürzte sofort in die Telefonzelle und rief meinen
Partner an, der versprach, so schnell wie möglich zu
kommen. Jubelnd rannte ich wieder hinauf, packte meine
Sachen und brachte alles hinunter in die Halle. Als
ich wieder nach oben ins Zimmer kam (ich war vielleicht
10 Minuten fort), war mein Bett schon fortgeschafft
worden und eine neue Patientin stand im Zimmer und wartete auf ihr Bett. So schnell kann man plötzlich vor
der Tür sitzen.

Der Ärztin, die mir meine Entlassungspapiere ausstell-
te, mußte ich versprechen, daß ich mich sofort nach
meiner Heimkehr an eine Krankengymnastin wenden würde, die mich weiterbehandeln würde (Wieso eigentlich
weiterbehandeln ? Bisher hatte ich noch gar keine krankengymnastische Behandlung erfahren !) Auch das versprach
ich und wartete weiter in der Halle – von Putzfrauen
von einer Ecke in die andere gescheucht – auf meinen
Partner.

Hier hatte ich ein wenig Zeit zum Nachdenken, was eben
eigentlich alles passiert war. Ich kam mir ein wenig
verschaukelt vor. Hätte man mich nicht am Freitag richtig entlassen können ? Was sollte diese eine Nacht im
Krankenhaus ? Eine Abschlußuntersuchung hat ohnehin
nicht stattgefunden. Das ganze Theater war nach meiner Ansicht nicht notwendig gewesen. Trotz der Freude
über meine Entlassung überkam mich eine gehörige Wut
auf dieses Krankenhaus, das so leichtfertig mit mir
umgegangen war. Mich hatte dieses ganze Hin und Her
einige Nervenbelastung gekostet, die Krankenkasse sicherlich ein Wochenende, das sie zwar bezahlen mußte,
wofür aber keine Leistungen erbracht wurden. Meinen
Partner hatte dieses Spielchen zwei unnütze Fahrten
gekostet (über 450 km). War das alles notwendig ?
Ich möchte starke Zweifel anmelden .

Die Wiedereingliederung zu Hause

Daheim angekommen, legte ich mich erst einmal zum Mittalgsschläfchen hin, die letzten Ereignisse konnte ich nicht so schnell verdauen.

Ich war von einer Stunde auf die andere ins kalte Wasser geworfen worden.

Mit meiner Ankunft daheim war ich auch schon mit der Frage konfrontiert, wie ich mich (als durch die Krankheit verändertes Wesen) in meiner "normal gebliebenen" Umwelt zurechtfinden würde. Erst hier - in meiner vertrauten Umgebung - verspürte ich meine Behinderung als wirkliche Belastung und zwar sowohl für mich als auch für meine Umgebung. Die gesamte Wiedereingliederung wurde vor allem dadurch schwierig, daß ich die Grenzen meiner Belastbarkeit noch nicht richtig abschätzen konnte und ich somit auch meiner Umwelt nur recht undeutlich signalisieren konnte, was ich noch selbst erledigen konnte und was nicht mehr. Heute glaube ich, daß die kleinen Dinge des täglichen Lebens, wie z.B. sich selbst etwas zu Trinken oder zu Essen zu holen sich weitaus schwieriger gestalteten als die wirklich großen - und damit überschaubareren - Behinderungen wie z.B. das Baden, was ich nicht mehr allein konnte oder daß ich irgendwohin gefahren werden mußte, weil ich nicht mehr selbst Auto fahren und auch keine längeren Wegstrecken zu Fuß bewältigen konnte. Diese größeren Besorgungen ließen sich relativ schnell und gut durch Absprachen regeln. Die Mißverständnisse tauchten meist dann auf, wenn ich mir selbst mehr zutraute (meist aus falscher Scham) als ich eigentlich ausführen konnte.

Beispiel: Wenn ich mit Freunden am Tisch zusammensaß und wir uns nett unterhielten, habe ich meine Behinderung kaum noch wahrgenommen; ich konnte auch bei einer solchen Unterhaltung durchaus fröhlich sein und lachen. Wollte ich dann jedoch aufstehen, um etwas zu holen oder auch zur Toilette zu gehen, traf mich mei-

ne Behinderung fast wie ein Blitz. Meine Beine hielten
dieser plötzlichen Belastung nicht stand und knickten
ein. Es war jedesmal fast wie ein Schock für mich.
Die Stimmung verwandelte sich sehr schnell in eine
sehr drückende Atmosphäre. Diese Schwankungen machten
mir und meiner Umwelt sehr zu schaffen, weil sie auch
recht unverständlich (für einen "Normal-Denkenden" un-
logisch) waren.

Ein anderes Beispiel: Mein Partner und meine Schwester
versuchten auch von sich aus, viel Rücksicht auf meine Behinderung zu nehmen. Sie sagten mir immer wieder,
daß ich mich doch hinsetzen und Fernsehen oder Lesen
solle. Ich fand das auch sehr nett und bestimmt liebe-
voll gemeint, aber jedesmal, wenn ich dann allein in
meinem Kämmerchen saß, kam ich mir furchtbar einsam
und abgeschoben vor. Ich machte mir auch Vorwürfe, daß
ich mich nicht genügend zusammenreißen könne, um wenigstens nach außen hin einigermaßen "normal" zu wirken.
Allerdings scheiterte ich auch bei jedem Versuch, so
zu wirken. Ich war dazu einfach nicht in der Lage,
konnte und wollte es aber nicht akzeptieren. Ich lag
mit mir selbst im Widerspruch.

Zu diesem Dilemma kam noch hinzu, daß ich nur im be-
grenzten Umfang lesen oder Fernsehen gucken konnte,
weil ja auch mein rechtes Auge von der MS angegriffen
war und ich zum Teil nur noch recht schemenhaft meine
Umgebung wahrnahm. An einigen Tagen war es mit meinem
Auge so schlimm, daß ich kein einziges Wort mit dem
rechten Auge mehr lesen konnte und das linke Auge
bei dem Versuch, das rechte mitzuersetzen, meist
schnell erlahmte. Ich bekam Kopfschmerzen und wußte
teilweise gar nicht mehr, was ich noch anstellen sollte, um mich überhaupt mit irgendetwas zu beschäftigen
und nicht völlig apathisch herumzuhängen.

Ich entwickelte in dieser Phase ein sehr starkes Schlafbedürfnis. Ich konnte ohne weiteres 12 oder 14 Stunden

täglich schlafen (schlafen ist hierbei allerdings zuviel gesagt, es war mehr ein Dösen, welches ständig
vom Grübeln unterbrochen wurde). Schließlich empfand
ich auch das Schlafen mehr als Belastung denn als Er-
holung.

Meine Nerven waren in diesen Tagen zum Zerreißen ange-
spannt, was sich auch in verkrampften Bewegungen des
gesamten Körpers äußerte. Des öfteren habe ich mich
dabei erwischt, wie ich z.B. bei einem lustigen Film
im Fernsehen mit völlig verkrampften Fäusten dasaß,
ohne daß ich hierfür einen Grund gehabt hätte. Die
Nervenanspannung äußerte sich auch darin, daß ich bei
jeder Kleinigkeit Tränen in den Augen hatte, in Situationen, in denen ich früher mit einer normalen Antwort reagiert hätte.

Mir ist diese Phase noch heute in sehr unangenehmer
Erinnerung, weil ich mich zu der Zeit in einem Teu-
felskreis fühlte, aus dem heraus ich keinen Ausweg
für mich fand und auch keinen Zugang z.B. für meinen
Partner. Ich verstrickte mich zunehmend in meinen Gefühlen und Ängsten. Ich konnte diese aber auch nicht
fassen und auch nicht greifen, sie waren so undurch-
sichtig für mich, und wenn mich die Ängste gepackt
hatten, konnte ich auch nicht mehr klar denken. Der
ganze Kampfgeist, den ich noch im Krankenhaus entwickelt bzw. behalten hatte, war hier in meiner vertrauten Umgebung plötzlich verschwunden. Ich ließ
mich führen wie ein kleines Kind und erging mich in
Selbstmitleid. Erst nach einigen Tagen zu Hause wurde mir klar, daß ich mich nur selbst daraus befreien
konnte und mir dabei niemand wirklich helfen konnte,
solange ich nicht selbst einen Widerstandswillen entwickelte. Dabei muß ich allerdings betonen, daß ich
die bestmögliche Versorgung genoß, die ich mir nur
wünschen konnte. Dies nicht nur im materiellen (wie
Essen kochen, Getränke bringen usw.), sondern auch

im psychischen Sinne. Ich wußte die ganze Zeit über,
daß ich nicht wirklich mit meinen Problemen alleingelassen war, daß meine Bezugspersonen sehr viel Verständnis für meine Situation hatten und ich mit deren
voller Unterstützung rechnen konnte. Dies war für mich
eine ganz wichtige Sache, und ich nehme an, wenn ich
das nicht gehabt hätte, hätte ich auch selbst nie den
Mut entwickelt, meine Probleme selbst anzugehen. Es
entband mich allerdings auch nicht von meiner eigenen
Verpflichtung, an meinen Problemen mit mir selbst wei-
terzuarbeiten. Den Bezug zu meinem bisherigen Leben
konnte ich aber in diesen Tagen noch nicht herstellen,
das wäre sicherlich auch zu einfach gewesen.

Für mich war die Frage: Wie werde ich für mich mit meiner Lage fertig ? Es war die einzig schwierige, aber
auch entscheidende Frage. Die Idee, meine Erlebnisse
mit der Krankheit und dem ganzen Drumherum aufzuschrei-
ben war schon im Krankenhaus entstanden, aber blieb
bisher ohne konkrete Ergebnisse. Jetzt hatte ich Zeit
und Gelegenheit, dies nachzuholen, aber ich hatte auch
eine ganz massive Angst davor, weil ich nicht wußte,
was für mich dabei herauskommen könnte, auf welche
Probleme ich noch stoßen würde.

Ich glaube, es waren drei Dinge, die bei mir eine entscheidende Wende einleiteten. Das eine war der Entschluß meines Partners und mir, unserer Umwelt gegenüber demnächst ehrlich aufzutreten und nicht mehr irgendwelche Lügen über eine Wirbelsäulenverrenkung zu
erzählen, sondern zu meiner Krankheit zu stehen mit
allen Folgen und Konsequenzen.

Das zweite war der konkrete Anfang dieses Schreibens,
das mir Mut gab, weiterzumachen und meinem momentanen
Dasein einen anderen Sinn zu geben. Meine Sehschwäche
war dabei keine Behinderung, da ich das Maschinen-
schreiben einigermaßen gut blind beherrsche.

Das dritte war der Entschluß, für zehn Tage mit meinem
Partner zu verreisen und erst einmal eine neue Umgebung zu erleben. Diese Möglichkeit, Abstand zu gewin-
nen und trotzdem nicht allein zu sein (mein Partner
war ständig um mich), hat mir unwahrscheinlich gut getan. Am dritten Tag dieses Urlaubs bekam ich einen Nervenzusammenbruch, der alles Angestaute in mir löste.
Ich konnte mir zum ersten Mal seit meiner Krankheit alles von der Seele weinen. Wir hatten schon vorher darüber gesprochen, daß dieser Zusammenbruch eigentlich
schon lange fällig sei und daß niemand versuchen sollte, ihn aufzuhalten oder gar zu unterdrücken. Nach diesem Zusammenbruch ließ auch meine Verkrampfung nach
und ich konnte schon wieder ein wenig spazierengehen.
Ich hatte so richtig das Gefühl, daß es von jetzt an
wieder aufwärts ginge.

Meine Gehbewegungen wurden auch schon etwas runder,
und meine Beine schlugen nicht mehr ganz so stark aus.
Dieses Erlebnis hat mir richtigen Auftrieb gegeben.

Überhaupt hat dieser Urlaub sehr viel zu meiner Genesung beigetragen. Im Hause war ein Schwimmbad, das ich
zweimal täglich benutzte. Ich ging allerdings nur hinein, wenn keine anderen Leute badeten. Im Wasser konnte ich meine Beine relativ gut und kontrolliert bewegen; es kostete ja im Wasser auch wesentlich weniger
Kraft. Sogar einige richtige Schwimmzüge konnte ich
schon gegen Ende des Urlaubs machen.

Der gesamte Urlaub hat auch viel zu einem wiederer-
starkenden Selbstbewußtsein beigetragen. Hier kannte
mich niemand, und ich konnte mich einfach so bewegen,
wie es eben nicht anders bei mir möglich war. Die Leute in dem Gasthof kannten mich ja nicht anders, als
daß ich so laufe und nicht anders. Selbst ans Tisch-
tennisspielen hatte ich mich herangetraut, auch wenn
meine Beine oft nicht so wollten wie es gerade das
Spiel verlangte, aber es kam immerhin ein leidliches

Spiel zustande. Hier lernte ich auch, mich nicht mehr
so zu schämen, wenn andere mir bei meinen Bewegungen
zusahen.

Zu diesem guten Gefühl trug sicherlich auch die Tatsache bei, daß der Wirt dieses Gasthofes meinem Partner
und mir zusagte, daß er uns im Herbst oder im Winter
(je nachdem, wann wir wollten oder könnten) bei sich
einstellen würde. Und das sagte er, obwohl er von meiner Krankheit und der derzeitigen Behinderung wußte.
Eine Art Zukunftssicherung war für mich somit auch
vorhanden.

Ich hatte ihm zu der Zeit auch schon zugesagt (optimistisch wie ich war), daß ich spätestens im Herbst
wieder würde arbeiten können. Ich glaubte auch sehr
fest daran.

Als Behinderte zwischen Ärztewillkür und Behörden-dschungel

Man stelle sich vor, einem Menschen wird gesagt:
"Ihnen kann die Schulmedizin nur bedingt helfen, weil
ja nicht einmal die Ursachen Ihrer Krankheit bekannt
sind. Ihre Krankheit ist nicht heilbar. Sie sind ab
jetzt Behinderter. Arbeitsfähig sind Sie wahrscheinlich nicht mehr. Wenden Sie sich mit allen weiteren
Problemen an die dafür zuständigen Stellen."

Das ist doch eigentlich schon schlimm genug. Aber dann
kann man erleben, wie es einem Behinderten erst so
richtig schwer gemacht wird, damit zu leben. Er gerät
zwangsläufig in Behördenmühlen.

Es wird im Folgenden Passagen geben, die sehr bissig
klingen, und die es bisweilen auch am "guten Deutsch"
fehlen lassen. Ich meine aber, daß gerade auch dadurch
meine Empfindungen ehrlicher zum Ausdruck kommen, als
wenn ich "um des guten Tones willen" den Text beschön-
nige. Und gerade auf diese Empfindungen kommt es mir an.

Meine Krankheit zieht ja einen Rattenschwanz von Arzt-
besuchen, Behördengängen und dergleichen nach sich.
Mich haben diese ganzen Auseinandersetzungen recht
stark belastet und zum Teil sichtbare Verschlechterungen meines Krankheitsbildes mit sich gebracht.

Ich möchte heute sogar behaupten, daß meine Krankheit
um einiges besser verlaufen wäre, wenn mir nicht immer
wieder "Knüppel zwischen die Beine geworfen" worden
wären. Wenn Behörden und Ärzte auch nur um einiges
menschlicher reagieren könnten, wäre mir meine Auseinandersetzung mit meiner Krankheit wesentlich leichter gefallen. Ich habe in dieser Zeit zwar auch festgestellt, daß man nicht alle Behördenbediensteten
über einen Kamm scheren darf (einigen würde man da-

mit Unrecht tun); aber insgesamt kommt eine sehr negative Bilanz heraus.

Den nächsten Berichten vorweg schicken möchte ich noch,
daß ich ganz sicher bin, daß ich bei diesen Auseinandersetzungen noch Vorteile hatte, weil ich von meiner
Ausbildung und wahrscheinlich auch von meinem Auftreten her Privilegien genoß, die viele andere Kranke und
Bedürftige sicherlich nicht in Anspruch nehmen können
(ich war früher selbst in Behörden beschäftigt und habe später ein Padagogik-Diplom abgelegt). Hinzu kommt,
daß ich nirgends alleine hingegangen bin, sondern immer einen "Zeugen" dabei hatte. Unter diesem Aspekt be-
trachtet war die mir zuteil gewordene Behandlung
schlichtweg eine Katastrophe.

Ich hatte bei einigen Bediensteten (insbesondere beim
Sozialamt) den Eindruck, daß sie nicht in der Lage
sind, zu erkennen, daß sie es a) überhaupt mit Menschen zu tun haben, b) mit welchen Menschen ("Abstau-
ber" oder wirklich Bedürftige) und c) es nicht fer-
tigbringen, die jeweiligen Paragraphen mit den einzelnen Menschenschicksalen in Verbindung zu bringen
(Ausnahme: im für den Bedürftigen negativen Fall).
Es hat den Anschein, daß der Haushaltsplan die Richt-
linien für die Feststellung der Bedürftigkeit fest-
legt und nicht die Menschlichkeit.

Ich glaube, es wäre jedem gedient, wenn man die Bediensteten, die keinerlei Erfahrung oder Befähigung
im Umgang mit Menschen haben, in die Registratur oder
ins Archiv versetzen würde (oder wären dann die Ar-
chive überfüllt ?).

Mit der Medizin bzw. den Medizinern stehe ich schon
seit vielen Jahren auf Kriegsfuß, weil mir meine
bisherigen Erfahrungen mit ihnen die positive Einstellung ihnen gegenüber geraubt haben. Von den er-

schwindelten Honoraren, von unerlaubten Testserien und
von den Verdiensten aus der Pharma-Industrie will ich
hier gar nicht anfangen, weil ich bei meinen eigenen
ganz subjektiven Erlebnissen bleiben will. Das andere
würde zu weit führen; aber auch meine subjektiven Erlebnisse widersprechen keinesfalls Hackethal's Thesen.

Eine typische Arzthaltung möchte ich noch herausgreifen,
die ich selbst mehrmals erlebt habe: Ich habe noch keinen "Halbgott in weiß" erlebt, der nicht negativ reagiert hat, wenn man eine Überweisung auf Krankenschein
zu einem Facharzt von ihm verlangt (weil ich das Gefühl
hatte, nicht richtig oder ungenügend behandelt zu werden), denn fast jeder beansprucht für sich selbst, ganz
genau zu wissen, was dem Patienten gut tut und was nicht,
Ein Zweifel an seiner Diagnose darf nicht sein. Näheres
Nachfragen wird entweder mit "Fach-chinesisch" oder
mit "Das verstehen Sie doch nicht" beantwortet. Wo
findet schon eine wirkliche Beratung oder Aufklärung
statt ? Ich hatte oft den Eindruck, daß es bei vielen
besser wäre, man würde statt des Arztes einen Computer
hinstellen, in welchen man seine Beschwerden eintippt
und unten kommen die Pillen heraus. Ein solcher Computer würde vielleicht viele Ärzte einsparen, wäre billi-
ger und würde vielleicht eine Ärzte-Generation hervor-
rufen, die noch menschlich reagiert, nämlich als Kon-
trast zu den Computern.

Sicherlich spuckt nicht jeder Arzt nur Rezepte aus,
aber im allgemeinen muß ich sagen, daß ich bei den
Ärzten die Menschlichkeit vermisse, die sie dazu be-
fähigen würde, sich in die Beschwerden und Probleme
ihrer Patienten hineinzuversetzen.

Welcher (Haus-) Arzt sieht heute denn schon den Zusammenhang von Körper und Seele ? Den sehen die meisten
Ärzte doch nur dann, wenn die eigene Behandlung ver-

sagt oder eine Medizin nicht angeschlagen hat; dann ist für ihn klar: Ja, wenn der Patient nicht will, dann kann ich auch nichts machen ! Wenn es also darum geht, die Nichtwirksamkeit einer Medizin zu entschuldigen, dann ist die Seele vorhanden; ansonsten aber ist sie kein behandlungswürdiger Körperteil (Psychotherapeuten und ähnliche Berufe selbstverständlich ausgenommen).

Auch bei einigen Ärzten, die mich behandelt haben, mußte ich diese Menschlichkeit vermissen.

Der Hausarzt

Aus den tagebuchähnlichen Aufzeichnungen im ersten Kapitel ging bereits hervor, wie meine erste Begegnung mit einem praktischen Arzt aufgrund des letzten Schubes verlief. Eine gründliche Untersuchung schien ihm überhaupt nicht angebracht (wie hätte er wohl reagiert, wenn ich Privat-Patient gewesen wäre ?), sondern er verschrieb mir sofort eine Spritze (die erhoffte Wirkung ist mir unbekannt) und Schmerzzäpfchen (obwohl ich gesagt hatte, daß ich keinerlei Schmerzen habe). Auch die Reizstromtherapie setzte er ohne gründliche Untersuchung an. Erst nach einer Woche wollte er mich wieder sehen und schauen, was daraus geworden ist. Die Zäpfchen habe ich überhaupt nicht genommen, die Reizstromtherapie habe ich viermal über mich ergehen lassen und dann die Behandlung abgebrochen, weil mir schien, daß dies nicht die richtige Behandlungsmethode sein konnte.

Ich weiß nicht, ob mein Hausarzt mich für einen Simulanten gehalten hatte und mir deshalb zur Strafe die Reizstromtherapie verordnet hat. Mir ist nämlich völlig unklar, welches Krankheitsbild er vor Augen gehabt hat, als er mir solches verschrieb; auf meine Fragen erhielt ich damals auch nur die Antwort: "Das wird sich schon noch zeigen".

Hätte ich diese Behandlung nicht selbst abgebrochen,
würde ich vielleicht heute noch auf diese oder ähnliche Weise behandelt werden (inzwischen vielleicht
noch mit Nieren- oder Leberschäden, die ich aufgrund
der dann sicherlich noch reichlicheren Medikamente
bekommen hätte).

Trotz dieser negativen Erlebnisse ging ich noch am Tage meiner Krankenhausentlassung wieder zu dem ersten
Hausarzt. Für ihn war die MS ein Buch mit sieben Sie-
geln, von der er bisher fast nichts wußte. Aus dem vor-
läufigen Krankenhausbericht, den ich mitbekommen hatte,
ging hervor, daß ich weiterhin Cortison einnehmen müsse,
das ganz allmählich abgebaut werden sollte. Der Arzt
fragte dreimal bei mir nach, ob das denn auch sicher
sei, daß ich MS habe, oder ob die es in der Uniklinik
nur vermuten würden. Ich hatte gehofft, daß ich von
ihm näheres über meine Krankheit erfahre, aber er
schien das umgekehrte Bedürfnis zu haben, denn er stellte die Fragen, beantwortete selbst aber keine.

Er versprach zwar, sich näher mit meiner Krankheit zu
befassen, aber ich habe davon auch bei späteren Besuchen nichts bemerkt; ganz im Gegenteil, ich hatte den
Eindruck, je öfter ich bei ihm war, umso unsicherer
wurde er. Dieser Umstand kann natürlich auch damit zu-
sammenhängen, daß ich niemals allein zu ihm kam, sondern immer jemanden bei mir hatte (da ich noch nicht
wieder Autofahren konnte, mußte mich immer jemand begleiten; meistens war es meine Schwester, die auch immer mit ins Behandlungszimmer kam).

Noch unsicherer wurde er später, als es um meine Rentenbeantragung, um Pflegegeldzuschuß und um Diät-
Kostenzuschuß ging. Er schwankte immer zwischen: "Freu-
en Sie sich doch, daß es Ihnen schon wieder einigermas-
sen gut geht" und "das können Sie selbstverständlich
noch nicht machen" (z.B. Autofahren). Ich habe bis
heute keine klare Aussage von ihm erhalten. Wenn ihn

das alles so wenig interessiert und er auch überhaupt
keine Ahnung von meiner Krankheit hat, warum sagt er
mir dann nicht, daß er mich an einen anderen Kollegen
empfehlen würde, der sich damit eingehender beschäftigt
hat. Mir ist das unbegreiflich. Bei meinen letzten Besuchen, bei denen es um Bescheinigungen und Rezepte
ging, sagte er mir jedesmal, daß ich doch nicht selbst
kommen solle, das könne doch alles meine Schwester für
mich erledigen. Wenn es um andere Dinge als um meine
ganz persönlichen Interessen und Bedürfnisse gegangen
wäre (wie z.B. Sicherung meines Lebensunterhaltes durch
Sozialhilfe), wäre es vielleicht als eine sehr menschliche Geste aufzufassen, aber so kommt es mir so vor,
als wolle er mich einfach abschieben.

Der Augenarzt

Als ich noch im Krankenhaus lag, bemerkte ich schon,
daß ich mit dem rechten Auge nicht mehr lesen konnte,
sondern alles nur noch verschwommen als graue Masse
wahrnahm.Dort hat es mich nicht weiter gestört, weil
ich ja nicht gezwungen war, irgendetwas zu lesen, zu
schreiben oder dergleichen. Wenn es gar nicht mehr ging,
kniff ich das rechte Auge zu, und es ging für eine Weile wieder. Hätte ich es im Krankenhaus bei einer Visite den Ärzten gesagt - so befürchtete ich - dann hätten sie mich sicherlich noch länger dabehalten, was
ich ja absolut nicht wollte. Außerdem war ich davon
überzeugt, daß es von der MS bzw. von der dadurch be-
dingten Kreislaufbelastung kam, sodaß die Ärzte dort
ohnehin nichts gemacht hätten außer dauernden neuen
Untersuchungen (auch durch die Studenten); warum also das Risiko eines längeren Klinikaufenthalts ver-
größern ? Später las ich dann in den Berichten, daß
man die Sehstörung im Krankenhaus sehr wohl diagnosti-
ziert hatte; gesagt hat mir davon aber niemand etwas.

Als ich dann wieder daheim war, störte es mich schon
massiver, weil ich hier das Bedürfnis hatte, zu Lesen

oder zu Schreiben usw. Zu einem Arzt wollte ich trotzdem nicht, weil ich sicher war, daß dabei ohnehin
nichts herausgekommen wäre.

Eine Veranlassung, zum Augenarzt zu gehen, sah ich erst
dann als gegeben, als mir das Sozialamt sagte, daß ich
mit meiner Behinderung sehr wohl im Büro arbeiten könne. Meine Einschätzung: Mit meinen Augen und meiner
sonstigen Behinderung wäre das überhaupt nicht denkbar gewesen (höchstens 1 oder 2 Stunden am Tage mit Un-
terbrechungen, mehr nicht).

Auch zum Augenarzt mußte ich gefahren werden, da ich
zu diesem Zeitpunkt noch nicht in der Lage war, Auto
zu fahren oder öffentliche Verkehrsmittel zu benutzen.
Mein Partner brachte mich hin. Die Voruntersuchung
nahm hier eine Schwester im Beisein aller anderen Patienten vor, wobei auch einige sehr persönliche Fragen
gestellt wurden. Mich hat diese Form schon etwas merkwürdig berührt.

Dann durften wir für eine Stunde wieder gehen und danach wieder im Wartezimmer Platz nehmen. Als ich dann
endlich an der Reihe war, stand ich schon kurz vor einem Nervenzusammenbruch (meine Beine trugen mich kaum
noch, es war sehr schwüles Wetter). Mein Partner wollte mich ins Behandlungszimmer begleiten und wurde sehr
rüde von dem Augenarzt wieder hinausgewiesen; wir fanden dieses Betragen sehr ungehörig.

Ich war das erste Mal bei diesem Augenarzt; hätte ich
vorher gewußt, welcher Ton hier herrscht, hätte ich
diese Praxis wohl gar nicht aufgesucht. An der Toilet-
tentür hing ein Schild: "Wenn die Toiletten weiter be-
schmutzt werden, werden sie geschlossen !" Ob da ein
Sehbehinderter oder jemand, dem man die Tropfen in die
Augen gegeben hatte, wie ich sie dann bekam, mal "daneben gemacht" hatte ???

Ich war dem Heulen nahe, ließ aber trotzdem seine erste
Untersuchung ohne Widerspruch über mich ergehen. Da er
an den Augen selbst nichts feststellen konnte, schickte er mich mit einer Schwester zu einem weiteren Augen-
test. Hier wurde eine halbe Stunde lang mein Blickfeld
getestet und festgestellt, daß dies bei meinem linken
Auge fast in Ordnung war, bei meinem rechten Auge aber
mehrere "blinde Flecken" vorhanden seien.

Wieder mußte ich ca. eine viertel Stunde warten, bis
der Arzt das Ergebnis vorliegen hatte. Danach wurde ich
für die nächste Untersuchung vorbereitet, indem ich
Tropfen in die Augen bekam, die zehn Minuten einwir-
ken müßten.

Ich sagte der Schwester, daß ich am Ende meiner Nerven
angekommen sei, worauf sie meinte, daß ich ja wiederkommen könne, wenn es mir jetzt nicht paßt. Also blieb
ich und ließ auch diese Tropfen über mich ergehen.
Wenn ich jetzt gegangen und ein anderes Mal wiederge-
kommen wäre, so hätte ich noch einmal vier bis fünf
Stunden hier unnütz verbringen müssen - und mein Fah-
rer auch.

Nachdem die Tropfen ca. fünf bis sechs Minuten ein-
wirkten, schaute eine andere Schwester nach meinen
Augen und meinte, daß das Mittel bei mir ja gar nicht
wirken würde und gab mir noch eine Dosis. Nach weiteren fünf Minuten sah sich eine andere Schwester meine
Augen an - die jetzt stark brannten und ich sie kaum
noch aufhalten konnte - und meinte auch, daß die
Tropfen nicht wirkten und wollte mir noch eine Dosis hineintun. Jetzt streikte ich und sagte ihr, daß
ich genug hätte und ein drittes Mal nicht mehr wollte.
Sie ließ es dabei bewenden und schickte mich als
nächste Patientin zum Arzt. Dieser untersuchte erneut meine Augen und machte dann eine Leseprobe mit
mir. Mit dem linken Auge konnte ich auch die kleinste
Schrift noch entziffern, mit dem rechten Auge hatte

ich selbst bei den größten Buchstaben noch erhebliche
Schwierigkeiten.

Danach meinte er, daß es eindeutig feststehe, daß mein
rechter Sehnerv durch die MS angegriffen sei und ich
jetzt eine Cortison-Kur machen müsse. Auf meine Bedenken, daß ich dieses gerade hinter mir habe, meinte er
nur, dann war es nicht genug und ich müsse von vorne
anfangen. Er verschrieb mir also noch einmal eine volle Cortison-Kur und gab mir das Rezept mit. In einer
Woche sollte ich noch einmal zum Nachschauen kommen,
ansonsten wäre die Sache damit erledigt.

Ich ging, bzw. stolperte also hinaus. Wegen der Tropfen
konnte ich kaum noch etwas sehen. Die Schwester, die
mich hinausgehen sah, fragte mich nur noch, ob sie
mir eine Taxe rufen solle, was ich aber verneinte,
weil mein Partner (nachdem er hinausgeworfen worden
war) unten im Auto auf mich wartete.

Die Schwester half mir dann noch in den Fahrstuhl,
und ab da war ich auf mich allein angewiesen. Ich
kam unten zur Haustür heraus und dachte, mich trifft
der Blitz. Ich sah im grellen Sonnenschein absolut
nichts mehr. Ich tastete mich dann an der Hauswand
entlang mit vorgestreckten Händen, damit ich niemanden umrenne. Die Leute müssen mich für betrunken gehalten haben, denn ich schwankte sehr stark, da mein
Gleichgewichtssinn schon beim ersten Schub verloren-
ging. Bis zum Auto waren es ca. 300 Meter auf einer
äußerst belebten Hauptstraße. Ich weiß bis heute noch
nicht, wie ich vorwärts gekommen bin. Zum Glück kannte ich die Gegebenheiten dieser Straße und der Häu-
ser, ich wußte also immer, wo ich war. Die Menschen,
die auf dem Bürgersteig waren, müssen mir alle aus
dem Weg gegangen sein - es hat mich auch nicht einer
gefragt, ob er mir helfen könnte. Als mein Partner
mich dann entdeckte, stürzte er aus dem Auto und

führte mich bis dorthin. Ich kam mir schrecklich hilflos und elend vor.

In der Praxis des Augenarztes hatte mir niemand gesagt,
wie diese Augentropfen wirken und daß die Augen dadurch
furchtbar lichtempfindlich werden. Ich wurde einfach
so entlassen (trotz sichtbarer Gehbehinderung) und
damit auch meinem Schicksal selbst überlassen - ich
finde das reichlich unverantwortlich !

Eine weitere große Unverantwortlichkeit war das Ver-
schreiben von Cortison. Ihm war bekannt, daß ich es
vorher schon genommen hatte und mich gerade erst "her-
ausgeschlichen" hatte, als ich zu ihm kam. Das störte
ihn nicht, sondern er verschrieb mir dieselbe Menge
noch einmal, ohne zu bedenken, welche Folgen das haben kann.

Als meine Schwester meinem Hausarzt dieses Rezept (das
ich gar nicht erst eingelöst hatte) vorlegte, trat ein
reichliches Entsetzen in sein Gesicht. Gesagt hat er
nur, daß ich das verschriebene Cortison in keinem Falle nehmen dürfe, weil das schon gesundheitsschädlich
wäre (welcher Chemiekonzern macht da eigentlich eine
Arztwerbung, die schon kriminell genannt werden muß ?).

Diesen Augenarzt habe ich auch zu dem mir benannten
Nachuntersuchungstermin nicht mehr aufgesucht; meine
Gesundheit war mir lieber.

Die Masseurin

Wie vorher schon ausgeführt, bekam ich von der Ärztin
im Krankenhaus bei der Entlassung die strikte Anwei-
sung, mich sofort bei einer Krankengymnastin in Behandlung zu begeben. Außerdem bekam ich ein Rezept
für 20 krankengymnastische Behandlungen in die Hand
gedrückt. Mit diesem Rezept fragte ich zunächst den

Hausarzt, an wen ich mich wenden könne, und er zählte
mir auch einige Möglichkeiten auf. Zunächst fragte ich
bei einer gerade fertig ausgebildeten Krankengymnastin
im nächsten Ort an, ob sie mich behandeln würde. Sie
fuhr jedoch für einen Monat zum Lehrgang, sodaß sie
erst danach damit beginnen könne. Ich sollte mich an
das Krankenhaus in der nächstgrößeren Stadt (18 km entfernt) wenden. Die könnten dies auch ausführen.

Da es für mich keine Möglichkeit gab, dorthin zu gelangen, weil es verkehrstechnisch für mich nicht zu bewältigen war, wandte ich mich an die Massage-Praxis in
unserem Ort.

Die Masseurin sagte mir zwar zu, als sie dann aber das
Rezept las, meinte sie, das könnte sie nicht abrechnen;
ich müsse ihr ein anderes Rezept bringen. Mein Hausarzt lehnte dies jedoch ab und meinte, ich solle
mich an die Krankenkasse wenden, um zu erfragen, ob
ich das Rezept ändern lassen könne und wenn ja, wie.
Nach einigem Hin und Her hatte ich den zuständigen
Menschen bei der Krankenkasse am Telefon. Er meinte,
ich solle mir doch vom Hausarzt ein neues Rezept geben lassen und das alte wegwerfen. (Dies entschied er,
nachdem ihm klar wurde, daß bei einer Behandlung im
Krankenhaus Taxikosten für die Krankenkasse entstehen
würden) Dies teilte meine Schwester dann dem Hausarzt
mit, der ihr auch das neue Rezept mitgab. So konnte
ich also nach einigen Tagen die gymnastischen Übungen
bei uns in der Massage-Praxis aufnehmen.

Wenn man sich vorstellt, daß ich weder gehfähig war
noch öffentliche Verkehrsmittel benutzen konnte, wie
hätte ich dieses Hin und Her ohne fremde Hilfe durch-
stehen können ?

Die Masseurin stand meinen Behinderungen ziemlich hilflos gegenüber und machte deshalb mit mir ausschließ-

lich Lockerungsübungen; damit - so meinte sie - könne
man nichts verkehrt machen. Die Übungen überanstreng-
ten mich auch nicht; ich war froh, daß überhaupt etwas in Richtung Krankengymnastik mit mir gemacht wurde. Die Masseurin hatte noch zwei weitere MS-Patien-
tinnen, die sie auch betreute. Die beiden anderen Fälle müssen aber erheblich schlimmer verlaufen sein, denn
diese Patientinnen - so erzählte sie mir - können sich
ohne Rollstuhl nicht mehr fortbewegen. Wir unterhielten uns auch über meinen derzeitigen Zustand, und sie
betonte immer wieder, daß ich ja sehr glücklich sein
könne mit meinem Zustand. Das alles tröstete mich nicht
im mindesten, denn ich wollte ja auf jeden Fall wieder
normal laufen können.

Ich machte bei ihr auch Fortschritte in den Bewegungen,
was mich dazu veranlaßte zu fragen, wann ich damit
rechnen könne, wieder Auto zu fahren. Ihre Antwort:
"Ja, wenn Sie schon so direkt fragen: es gibt eine
sehr gute Fahrschule im nächsten Ort, der schult die
Leute auf einem von Hand zu schaltenden Auto. Sie müssen sich da mal mit Ihrer Krankenkasse in Verbindung
setzen, denn die übernehmen zumindest einen Teil der
Umschulungskosten. Auch beim Auto können Sie einen Zu-
schuß beantragen, der in den meisten Fällen auch genehmigt wird. Haben Sie überhaupt schon einen Rollstuhl ?
Sie sollten sich gleich einen besorgen, den man zusam-
menklappen und selbst im Auto verfrachten kann. So teu-
er ist das garnicht. Sie werden schon sehen, Sie lernen
es, damit zurechtzukommen."

Ich war so schockiert über diese Aussage, die mir jede Möglichkeit nahm, selbst einmal wieder normal Auto fahren zu können, daß ich ihr überhaupt nicht widersprechen konnte. Sie sagte dies alles so lieb und
verständnisvoll, daß ich auch nicht in der Lage war,
meiner Wut Ausdruck zu verleihen. Daß ich so etwas

von einer Frau zu hören bekam, die täglich sah, daß ich
mich immerhin noch einigermaßen bewegen konnte, und daß
ich sogar einige Fortschritte machte, hat mich in eine
tiefe Krise gestürzt. Ich fragte mich, ob ich mir meine Fortschritte vielleicht nur einbilden würde und bei
mir der Wunsch der Vater des Gedankens war, daß ich
mir also die ganze Zeit nur selbst etwas vormachen würde. Ich war völlig verzweifelt.

Was mich noch tiefer in diese Verzweiflung stürzte, war,
daß meine Schwester und mein Partner dazu nur sagten:
"Ach, da mußt Du Dir nichts draus machen, die Frau weiß
sicherlich auch nicht viel von der Krankheit."

Tagelang fragte ich mich, ob es für mich richtiger wäre, mich mit dem Gedanken an den Rollstuhl besser vertraut zu machen, anstatt irgendwelchen Illusionen nach-
zuhängen. Hieße dies für mich nicht, sämtliche Hoffnungen zu begraben und mich einfach mit meinem Schicksal
kampflos abzufinden ?

Ich war völlig durcheinander. Hätte irgendjemand, der
sich mit dem Problem MS noch nie auseinandergesetzt
hatte, mir so etwas gesagt, würde ich denken, daß er
keine Ahnung hätte; aber hier hat es jemand gesagt,
den ich für einigermaßen kompetent gehalten hatte,
und bei dem ich auch das Gefühl hatte, daß er es gut
mit mir meint und mir helfen will.

Dies war mein letzter Besuch bei der Masseurin, ich
meldete mich nicht einmal ab, sondern blieb einfach
weg. Ich hätte ihr gerne noch meine Meinung gesagt,
aber ich hatte zu dieser Zeit nicht die Kraft dazu
und außerdem befürchtete ich, daß ich ziemlich aus-
fallend werden würde, weil mich diese Auseinandersetzung stark betroffen machte.

Sie hatte es fast geschafft, meine Hoffnung und meinen Widerstandswillen zu brechen und mich damit

umso tiefer in meine Krankheit hineinzustoßen. Ich bin
sogar sicher, daß sie das keinesweg beabsichtigt hatte,
sondern, daß sie mir wirklich nur gutgemeinte Ratschläge geben wollte und mir helfen wollte, mich mit dem
"Unvermeidlichen" abzufinden. Sie ahnte sicherlich
nicht, daß ich es nicht für unvermeidlich hielt, sondern bereit war, zu kämpfen.

Dieses wäre sicherlich nicht passiert, wenn auch sie
ein wenig mehr menschliches Empfinden hätte und darin
geschult wäre, mit kranken Menschen psychologisch sinnvoll umzugehen.

Ich wünschte, sie würde diesen Abschnitt lesen und in
ähnlichen Fällen dann anders handeln.

Noch etwas zum Thema Rollstuhl: Ich bin heute der Ansicht, daß sich jeder MS-Kranke mit diesem Gedanken
vertraut machen sollte und auch - wenn möglich - roll-
stuhlgerecht planen (ich mache das auch). Aber dieses
Erlebnis fand statt, als ich erst seit drei Wochen
wußte, daß ich MS habe und ganz fest gehofft habe (wie
sich heute zeigt, war diese Hoffnung nicht ganz unbe-
rechtigt), daß sich diese Behinderung auch wieder zurückbildet. Ich war psychisch in einer sehr labilen
Stimmung und habe es von daher geradezu als brutal empfunden, wie diese Frau mich an den Rollstuhl gewöhnen
wollte. Ich meine, daß sie (gerade als Masseurin) hätte sehen müssen, daß dieser letzte Schub keinen Rollstuhl erforderlich machte. Ein eventueller neuer Schub
könnte dies vielleicht bewirken, aber 3 Wochen nach
dem letzten Schub war eine solche "Aufklärung" nach
meinem Emfpinden nicht notwendig.

Die Krankengymnastik

Eine der wenigen guten Erlebnisse, die im Zusammenhang
mit meiner Krankheit stehen, hatte ich mit der Krankengymnastik. Mit einem Monat Verspätung konnte ich
damit endlich beginnen. Anfangs fand ich diese Übungen
ziemlich langweilig und eintönig, aber die Krankengymnastin erklärte mir sehr gut, warum wir so anfangen
müssen, und ich konnte es auch einsehen.

Sie erklärte mir, daß durch die Krankheit einige Nerven nicht mehr funktionsfähig seien und deshalb alles
von Anfang an wieder aufgebaut werden müsse. Sie erklärte es mir am Beispiel des Wachtums eines Kindes.
Die ersten Bewegungen beginnen im Liegen und erst in
späterer Phase beginnt das Krabbeln und dann das Laufen. Zunächst mußte die Grobmotorik wieder erlernt
werden, es mußte die Koordination des gesamten Bewe-
gungsapparates geübt werden, bis man in der Endphase
wieder zur Feinmotorik übergehen könne. Es wäre unmöglich, mit dem Überbau (der Feinmotorik) zu beginnen,
wenn der Unterbau immer noch wackelig ist.

Es war auch eine sympathische junge Frau, zu der ich
sofort Vertrauen hatte, die auf mich auch einen sehr
menschlichen und natürlichen Eindruck machte. Hinzu
kam, daß sie wenigstens eine Vorstellung von meiner
Krankheit hatte, und daß sie sehr genau wußte, was
bei mir zerstört war und was man durch welche Übungen wieder funktionsfähig machen kann. Sie sagte zwar
auch gleich, daß dies längere Zeit dauern kann, daß
ich viel Geduld haben müsse, und daß ich fleißig und
aus mir heraus (mit meinem Willen) daran arbeiten
müsse. Dies war dieselbe Haltung, die auch ich grundsätzlich vertrat.

Die ersten 13 oder 14 Übungen verliefen denn auch
nach unserer beider Vorstellungen mit einigen Fort-
schritten. Zwischen diesen ersten Übungen gab es zwar

auch Phasen, die weniger gut verliefen, aber die Tendenz zeigte auf jeden Fall nach oben. An den Tagen, an denen ich unsicherer in meinen Bewegungen war und keine Fortschritte zu vermerken waren, fragte sie mich jedesmal, woran es liegen könnte. In der ersten Zeit fanden wir immer einen Grund, der dafür verantwortlich war.

Ungefähr nach der 14. Übung wollte sich einfach keine Besserung mehr einstellen (nach meinem Gefühl). Die Krankengymnastin erklärte mir, daß wir an einem Punkt angelangt seien, an dem die Fortschritte nicht mehr ganz so deutlich zu erkennen seien und die einzelnen Schritte nun kleiner würden. Dies sei ganz normal und kein Grund zur Besorgnis. Hin und wieder merkte ich auch ganz kleine Schrittchen, aber für mich waren sie so gering, daß ich sie als Fortschritt nicht mehr akzeptierte. Hinzu kam, daß mein Gesamtbefinden in dieser Zeit auch ein wenig absank und mich meine Beine wieder massiver als früher belasteten. Wahrscheinlich steigerte ich mich auch in diese Abwärtstendenz hinein, denn jetzt kamen wieder Tage, an denen ich wieder sehr schlecht lief. Diese Phase trat auch in der Zeit auf, in der alles wieder "normal" geworden war, in der es also wieder selbstverständlich war, daß ich bestimmte Dinge machte und bestimmte Arbeiten selbst verrichtete. Es war schon so normal, daß ich deshalb umso stärker die Behinderung spürte.

Es scheint mir, daß es ein wenig schizophren klingt, aber ich empfinde es wirklich so: Je normaler die Umwelt auf mich reagierte (d.h. mich als normal beweglich empfand), umso stärker empfand ich die Behinderung. Wenn aber meine Umwelt mir einen Spielraum für meine Behinderung einräumt, kann ich auch meine Behinderung als normal empfinden.

Die Krankengymnastin bemerkte die Stagnation auch und setzte deshalb auch ihr Programm nur noch langsam

fort. Sie meinte, sie würde mich sonst überfordern und
das wäre noch schädlicher, als wenn wir gar nichts machen würden. So führten wir die ersten 20 Übungen bis
zum Ende durch mit eingeschränktem Programm. Sie bestand
darauf, daß wir danach erst einmal 1 1/2 Monate Pause
einlegten, in der ich alleine die bisher gelernten Übungen festigen sollte. Erst danach könne sie mit dem fort-
geschrittenen Programm weitermachen. Sie sagte mir aber
auch, daß ich sofort wieder zu ihr kommen solle, wenn
ich eine massive Verschlechterung bemerken würde.

In dieser Zeit kam es aber zu keinen Verschlechterungen,
und ich begann die nächsten 20 Behandlungen nach 1 1/2
Monaten. Die Schwierigkeitsgrade wurden immer höher und
sie brachte mich manchmal bis an den Rand des physischen
Zusammenbruchs. Oft mußte ich mich danach erst einmal
hinlegen, weil meine Kräfte verbraucht waren. Ungefähr
2 Stunden später fühlte ich mich regelmäßig kräftiger
als vorher.

Im großen und ganzen muß ich sagen, daß ich heute sehr
wahrscheinlich noch längst nicht so weit wäre, wenn
die Krankengymnastik nicht durchgeführt worden wäre
und vor allem, wenn ich diese Krankengymnastin nicht
gehabt hätte, die mich immer wieder aufgebaut hat,
wenn ich kurz vor dem Resignieren war. Sie hat mich
immer wieder gelobt und mir auch an schlechten Tagen
vor Augen gehalten, wie weit wir vom Beginn der Gymnastik bis heute immer schon gekommen sind. Bei ihr
muß ich sagen, daß ich mich menschlich behandelt ge-
fühlt und ihr ungeheuer viel zu verdanken habe.

Wären wir nicht aus dem Rhein-Main-Gebiet fortgezogen,
so würde ich heute gern noch einmal ein Gymnastik-Pro-
gramm absolvieren. So aber - allein - kostet es mich
sehr viel Überwindung, manchmal einige Übungen durch-
zuführen. Mir fehlt die fachliche (und menschliche)
Überwachung.

Diese Frau besitzt ein menschliches Einfühlungsvermögen (gepaart mit beruflichem Können und Wissen), das
ich so manchen Ärzten und anderen nur wünschen kann.

Die Behörden

Ich hatte früher schon einiges darüber gehört, wie Behinderte und Bedürftige bei Behörden behandelt werden,
welche Möglichkeiten sie haben bzw. nicht haben, wie ihnen entgegengekommen wird oder auch nicht. Das beginnt
schon mit so simplen Dingen (für Nicht-Behinderte sind
es simple Dinge), wie Treppenstufen vor dem Gebäude usw.
Daß solche Menschen wie lästige Bittsteller abgefertigt
werden, habe ich zwar auch schon gehört, konnte es mir
aber nicht so vorstellen, wie ich es dann selbst erlebte. Meine ersten Erlebnisse mit Behörden hat meine gesamten Vorstellungen bei weitem übertroffen und zwar im
negativen Sinne. Mit Erstaunen habe ich dann aber auch
festgestellt, daß es auch hier noch Menschen gibt, die
einen nicht als lästigen "Vorgang" abtun, sondern eine
menschengerechte und menschenwürdige Bearbeitung vor-
nehmen können.

Die Menschlichkeit verspürte ich besonders bei einem
Menschen, der eigentlich nicht zu den Behördenvertre-
tern gezählt werden kann: Es war die Bezirksvertreterin
der DMSG (Deutsche Multiple Sklerose Gesellschaft e.V.),
welche meine Schwester angerufen hatte, um von ihr nä-
here Informationen über meine Krankheit zu erhalten.
Diese Frau bot sich sofort an, mich zu besuchen und mir
bei allen Formalitäten behilflich zu sein. Sie tut dies
ehrenamtlich und ohne Bezahlung. Bei ihrem Besuch gab
sie mir einige sehr nützliche Tips für die Behörden,
nannte mir einige Spezialkliniken und brachte mir auch
gleich den Antrag auf einen Schwerbehindertenausweis
mit und füllte ihn aus. Ich war dieser Frau für ihre
Bemühungen äußerst dankbar; es war eine sehr hilfreiche
Hand, die sich mir aus dem Dunkel einer gleichgültigen
Umwelt entgegenstreckte.

Die Mitgliedschaft in dieser Gesellschaft hatte ich
schon vorher beantragt, weil ich meine, daß man sich
- z.B. durch eine solche Mitgliedschaft - auch zu

seiner eigenen Krankheit bekennen sollte und damit auch
die Forschung auf diesem Gebiet unterstützen sollte.

Während meines Krankenhausaufenthaltes hatte ich mir
noch keine Gedanken um meinen späteren Lebensunterhalt
gemacht; ich war viel zu sehr mit meiner Krankheit bzw.
meiner Genesung beschäftigt. Erst im Urlaub überlegte
ich mir, wie nun alles weitergehen könnte. Da ich noch
studierte (Zweitstudium), hatte ich mir bisher meinen
Lebensunterhalt mit Aushilfsbedienung im Lokal meines
Partners verdient. Wir haben beide unsere finanzielle
Unabhängigkeit seit jeher aufrechterhalten. Die Arbeit
als Bedienung war jetzt durch die Krankheit nicht mehr
möglich. Krankengeld konnte ich nicht beziehen, da ich
vorher nicht regelmäßig gearbeitet hatte. Aus diesem
Grunde stand mir auch kein Arbeitslosengeld bzw. Ar-
beitslosenhilfe zu. Es blieb also nur noch der eine
Ausweg: Sozialhilfe, und zwar solange, bis ich mich
wieder selbst ernähren konnte.

So stellte ich sofort nach den zehn Tagen Urlaub einen Antrag auf Sozialhilfe bei unserer Gemeinde. Nach
ungefähr einem Monat (!) bekam ich die Aufforderung,
mich deshalb vom Amtsarzt untersuchen zu lassen. Ich
wurde für morgens 9 Uhr bestellt. Schon beim Aufstehen spürte ich ein starkes Kribbeln in den Beinen und
eine verstärkte Trittunsicherheit. Ich war aufgeregt.
Wir waren um kurz vor 9 Uhr im Gesundheitsamt, wo ich
mich auch gleich anmeldete. Das Fräulein bei der Anmeldung sagte mir, ich solle auf dem Flur warten, ich
würde aufgerufen. Um 9.20 Uhr kam eine andere Frau
und sagte mir, daß ein Arzt fehlen würde und daß ich
in einer Stunde wiederkommen solle.

Noch einmal nach Hause fahren, war nicht möglich, es
waren immerhin über 20 km Entfernung. Also fuhren wir
in ein nahegelegenes Cafe und waren um 10.20 Uhr wieder zurück. Meine Aufregung steigerte sich von Minute

zu Minute und die Lähmungserscheinungen nahmen zu. Als
sich gegen 11 Uhr immer noch nichts rührte, ging ich
noch einmal zur Anmeldung und fragte, ob man mich vergessen hätte. Man sagte mir, daß man meine Akte zum
Arzt gebracht hätte, und wenn ich das nicht glauben
würde, sollte ich dort selbst nachfragen.

Ich wartete noch einmal 10 Minuten und fragte dann
selbst bei dem Arzt an. Der sagte mir, daß ich gleich
an der Reihe wäre, ich solle ruhig weiter warten. Es
waren inzwischen 2 1/4 Stunden vergangen ! Ich fühlte
die Wut in mir hochsteigen, aber es half mir ja nichts.
Ich war inzwischen die einzige, die noch auf dem Flur
wartete.

Gegen 11.30 Uhr war ich dann wirklich an der Reihe. Ich
war durch die Warterei inzwischen so geschwächt, daß
ich mich nur noch sehr mühsam bewegen konnte. Beim Arzt
im Zimmer fiel ich gleich über den ersten Stuhl, und
der Arzt mußte mich auffangen und in den Stuhl setzen.
Ich möchte betonen, daß dies nicht absichtlich geschah,
sondern daß meine Beine durch die lange Warterei und
durch die Aufregung über die Behandlung dort wirklich
nicht mehr sehr funktionstüchtig waren.

Der Amtsarzt war sehr freundlich und hörte sich meine
ganze Geschichte an und untersuchte dann meine Reflexe
und meine Bewegungsfähigkeit. Er meinte dann, daß es
doch besser wäre, wenn ich zu meinen Eltern zurückkeh-
ren würde, die könnten mich ja pflegen und ernähren.
Ich erklärte ihm, daß das für mich nicht denkbar sei,
weil meine Eltern mir heute total entfremdet seien,
da ich schon über 14 Jahre nicht mehr bei ihnen wohnen
würde. Außerdem leben sie über 550 km weit entfernt,
sodaß eine teilweise Betreuung ohnehin unmöglich sei.
Für mich käme eine Rückkehr ins Elternhaus absolut
nicht in Frage; eher würde ich freiwillig in ein Pfle-
geheim gehen. Er bedauerte dies sehr, aber akzeptierte
es.

Ich gewann den Eindruck, daß er nicht sehr viel über
die Krankheit MS wissen konnte, denn er behauptete, daß
sie ein schleichender Prozeß sei und nicht quasi "über
Nacht" so schlimm werden könne, wie ich es von meinem
letzten Schub geschildert hatte. Ich sagte ihm, daß ich
wohl die Form von MS hätte, die in Schüben verläuft
und nicht schleichend. Er wurde ein wenig unsicher und
ging zum nächsten Thema über. Zumindest wußte er aber,
daß es ein wirklich wirksames Mittel gegen diese Krankheit noch nicht gibt. Die ganze Untersuchung und das
Gespräch dauerte ca. eine viertel Stunde, dann schrieb
er - sinngemäß - folgendes auf den Antrag:
"Nicht mehr arbeitsfähig für die bisherige Tätigkeit,
die sich auf die Abendstunden und die Wochenenden beschränkte. Bürotätigkeit halbtags noch möglich, aber
wegen Studium nicht zumutbar."

Dieses Ergebnis fand ich recht beruhigend, und ich
glaubte, daß es nun keine Schwierigkeiten mehr geben
würde.

Nach weiteren 14 Tagen kam ein Sozialarbeiter, während
ich gerade nicht im Hause war. Am nächsten Morgen rief
ich ihn an, und wir verabredeten einen Besuch bei mir
für den übernächsten Tag. Am Telefon fragte er mich
noch, ob ich denn kein Auto hätte und zu ihm kommen
könne. Ich sagte ihm, daß ich seit meiner Erkrankung
kein Auto mehr fahren könne. Daraufhin erst sagte er
mir seinen Besuch zu.

Zu dem verabredeten Zeitpunkt erschien er aber nicht.
Gegen 15.30 Uhr (nach 1 1/2 Stunden Warten) rief ich
noch einmal bei ihm an. Eine Kollegin von ihm sagte
mir, daß er zu einer Beerdigung gefahren sei und sicherlich nicht mehr erscheinen würde.

Am nächsten Morgen rief ich ihn noch einmal an und er
sagte mir für denselben Nachmittag sein Erscheinen zu.
Nach wieder über einer Stunde Warten erschien er dann

tatsächlich. Ich mußte abermals meine ganze Geschichte
vortragen (obwohl er alles schon schriftlich vorliegen hatte). Danach dasselbe noch einmal anhand meines
Antrages (es nervte mich erheblich). Danach meinte er,
daß eigentlich alles sehr klar und eindeutig wäre und
einer Sozialhilfeleistung nichts mehr im Wege stünde.
Er riet mir, zum Sozialamt zu gehen und mir zunächst
einen Vorschuß zu holen.

Ich gab ihm zusätzlich noch einen Kostenvoranschlag
von meinem Zahnarzt für zwei Kronen mit. Er war von
der Krankenkasse schon genehmigt, allerdings nur mit
80% Kostenübernahme, den Rest hätte ich selbst bezahlen müssen (ca. 250,-DM), die ich aber zur Zeit nicht
aufbringen könne. Er sagte mir zu, sich darum zu kümmern. Er war zweifellos sehr freundlich und erweckte
in mir die Hoffnung, daß nun alles erledigt sei und
ich mein Geld bekommen würde.

Aber: weit gefehlt ! Hiernach folgte erst das größte
Fiasko, das ich überhaupt erlebte.

Die nächstmögliche Gelegenheit, nachmittags (vormit-
tags kann mich niemand fahren wegen eigener Berufs-
tätigkeit) zum Sozialamt zu gelangen, nahm ich wahr.
Es war der Gründonnerstag.

Das Amt selbst fanden wir relativ schnell. Das Zimmer
zu finden, in dem die für mich zuständigen Leute saßen,
war schon wesentlich schwieriger, denn, wen wir auch
fragten, es schien sich niemand auszukennen. Als wir
endlich das richtige Zimmer gefunden hatten, ging
das Theater los. Der Mann, der offenbar zuständig
war, schrie uns auf dem Flur an, was wir denn überhaupt wollten, er hätte bald Feierabend (wir waren
zwei Stunden _vor_ Dienstschluß bei ihm). Als ich ihm
sagte (freundlich), daß ich einen Vorschuß möchte,
brüllte er gleich los: "So, und das fällt Ihnen jetzt
ein, zwei Stunden vor Ostern ?" Er bekam einen hoch-

roten Kopf vor Zorn und rannte auf dem langen Flur auf
und ab und brüllte ständig: "Frechheit, was bilden Sie
sich ein, jetzt noch etwas von uns zu verlangen, was
denken Sie eigentlich, wer Sie sind ?" usw. Ich war total schockiert und mußte mich auf dem Flur an die Wand
lehnen, sonst wäre ich umgekippt. Mein Partner bemerkte dies und versuchte, mich zu stützen. Ein anderer
Kollege kam hinzu - anscheinend durch das Gebrüll ange-
lockt - und meinte, wir sollten doch erst einmal ins
Zimmer kommen, dort könne man über alles reden. Wir
gingen ins Zimmer mit den beiden Beamten und der erste
Beamte brüllte weiter: "Wo wohnen Sie überhaupt, wie
kommen Sie darauf, daß Sie jetzt einen Vorschuß wollen,
was soll das, gibt es überhaupt eine Akte ?" Er brüllte noch mehr, aber das weitere ist mir in der Aufregung
entfallen. Außerdem stieß er diese Fragen so schnell
hervor, daß er mir überhaupt keine Gelegenheit ließ,
auch nur eine Frage zu beantworten. Dann scheuchte er
uns wieder aus dem Zimmer heraus (dabei immer noch wei-
terbrüllend) und sagte, ich solle mich ein Stückchen
weiter auf dem Flur auf die Bank setzen und warten.

Hier ist mir die ganze Unmöglichkeit dieser Situation
erst richtig zu Bewußtsein gekommen. Es war fast wie
ein Tornado, der plötzlich über uns hereingebrochen und
dann hinweggerauscht war.

Er verschwand in einem anderen Zimmer und wir hörten
ihn (durch die Tür gedämpft) weiterbrüllen. Nach einiger Zeit kam er wieder und herrschte mich an, wie ich
denn überhaupt heißen würde (auf die Idee, nach meinem
Namen zu fragen, war er bisher noch nicht gekommen),
dann war er wieder verschwunden. Nach einigen Minuten
kam er wieder heraus und stellte konkretere Fragen wie
z.B.: Mit wem ich bisher gesprochen hätte, wer meinen
Antrag bisher bearbeitete, wann ich beim Amtsarzt war
usw. Zu dieser Zeit war er schon etwas gemäßigter, er
war außerdem in Begleitung eines anderen Kollegen, der
ihn etwas zu beruhigen schien.

Nach weiteren 10 Minuten hatten die beiden Beamten
schließlich meine Akte gefunden und ich wurde ins Zimmer gebeten (jetzt eine Spur freundlicher). Mein Partner ging auch mit (ohne Rechtsbeistand sollte man als
Bedürftiger keine Behörde aufsuchen), was den ersten
Beamten gleich veranlaßte, auf ihn einzuschimpfen.
Der zweite Beamte stellte dann sachlichere Fragen in
relativ freundlicher Art, die ich auf ebensolche Weise
beantwortete. Der erste schimpfte noch einige Male da-
zwischen, bis der zweite ihm sagte, daß er doch bitte
im Nebenzimmer eine Zahlungsanweisung ausstellen sollte.
Unter Schimpfen verließ er das Zimmer. Das weitere Gespräch mit dem zweiten Beamten verlief ruhig und sach-
lich. Der Beamte wurde gegen Ende des Gesprächs sogar
recht freundlich und wir unterhielten uns auch über
meinen Beruf (Diplom-Pädagoge) und die Berufsaussichten
(die absolut niederschmetternd sind) und über mein zwei-
tes Studium. Dann erhielt ich eine Zahlungsanweisung
über 400,-DM, die ich an der Kasse abholen konnte.

Von dem Beamten erhielt ich noch zur Auflage:
1. mich zu erkundigen, ob ich Rente beanspruchen könnte,
2. meinen Hausarzt zu fragen, ob Rehabilitationsmaßnahmen für mich infrage kämen und
3. mein Studium aufzugeben und mich nach einer einträg-
   lichen Arbeit umzusehen.

Drei Wochen lang hörte ich dann nichts mehr vom Sozialamt. Dann schrieb ich folgenden Brief:

"Sehr geehrter Herr ....!
Am Gründonnerstag war ich ins Sozialamt gekommen, weil
ich mir Hilfe zum Lebensunterhalt erhoffte. Nachdem ich
von Ihrem Kollegen wie ein "Penner" abgewiesen wurde
(dies war nicht nur mein Eindruck, ein Zeuge war auch
dabei), ich aber auch nach über einer halben Stunde
immer noch nicht nachließ, haben Sie sich freundlicher-
weise meinem Problem angenommen.

So, wie ich Sie verstanden habe, stellt sich mir das
Problem folgendermaßen dar:
In meiner Situation gäbe es drei Möglichkeiten:

1. Ich sollte Rente beantragen (was bei MS-Kranken
absolut nicht ungewöhnlich sei);
2. Ich sollte mit meinem Hausarzt darüber reden, welche
Rehabilitationsmaßnahmen für mich infrage kämen
(Kur oder ähnliches);
3. Ich sollte mein bisheriges Studium aufgeben und
selbst für meinen Lebensunterhalt sorgen.

Hierzu möchte ich Ihnen folgendes mitteilen:

Zu 1.: Solange nicht geklärt ist, welche Prozentzahl ich
als Schwerbehinderter erhalten werde, ist die BfA
nicht in der Lage, genaue Auskunft darüber zu erteilen, ob überhaupt eine Rente (wenn auch nur
vorübergehend) in meiner Situation gezahlt würde
(vielleicht erreichen Sie als Behörde eine klarere
Auskunft ?).

Zu 2.: Mein Hausarzt sagte mir (genauso, wie sie mir in
der Uni-Klinik schon erzählt haben), daß eine
Kur für MS-Kranke nicht infrage käme, da von einer Kur keine Besserung der Leistungsfähigkeit
zu erwarten sei. Auch andere Rehabilitationsmaßnahmen seien bei dieser Krankheit relativ aussichtslos (die einzige Ausnahme ist die Krankengymnastik, die ich ohnehin - auch weiterhin - erhalte).

Zu 3.: Mein bisheriges Studium aufgeben, würde für mich
bedeuten, daß ich in meiner Zukunft noch weniger
Chancen hätte, mich einmal selbst ernähren zu
können (meine bisherige Absicht, anschließend
auch noch zu promovieren, wäre damit ein für
allemal gestorben). Hinzu kommt, daß ich auch
eine Bürotätigkeit (wie Sie sie mir halbtags vor-
schlugen) wohl kaum aufnehmen kann, da durch den
letzten Schub der MS auch mein rechtes Auge sehr
in Mitleidenschaft gezogen wurde und deshalb ein
längeres Ablesen für mich nicht mehr möglich ist
(nachzufragen bei Augenarzt Dr. .....).

Nach diesen Feststellungen, die damals, als ich bei Ihnen
war, noch nicht in dem Umfang bekannt waren, möchte ich
Sie bitten, mir einen neuen Bescheid zukommen zu lassen.
Ich möchte Sie bitten, dies schriftlich zu tun, da ich
meine Umwelt nicht noch mehr damit belasten kann, mich
ständig irgendwohin zu fahren (die Fahrten zu Ärzten,
Krankengymnastik usw. sind schon schwierig genug).

Die 400,- DM, die Sie mir am Gründonnerstag aushändigen
ließen, waren leider nur "ein Tropfen auf den heißen
Stein". Ich lebe weiterhin in sehr schwierigen Verhält-
nissen (ständig muß ich bei jemandem betteln, ob er mir
etwas leiht - was nicht gerade zu einem ausgeglichenen
Verhältnis zu meiner Umwelt beiträgt).

Trotz der 400,-DM stehen nach wie vor folgende Beträge
offen:

....
....
....

Selbst wenn ich demnächst wieder arbeiten könnte, so ist
mir doch schleierhaft, wie ich diese Summen zurückzah-
len sollte.

Und noch ein Problem gibt es: Als der Sozialarbeiter
bei mir war, gab ich ihm einen Antrag auf Zahnersatz
mit. Er wollte sich darum kümmern, aber ich habe bis
heute noch nichts davon gehört.

Ich möchte Sie bitten, mir mitzuteilen, wie jetzt alles
weitergehen soll; ich weiß mir keinen Ausweg mehr !!!"

Neun Tage später kam folgender Brief:

"Sehr geehrte Frau Westphalen ,
wir bitten Sie, sobald es Ihnen möglich ist, sich mit
uns telefonisch in Verbingung zu setzen."

Das war die ganze Reaktion des Sozialamtes. Das Schrei-

ben erhielt ich am Samstag (an dem das Sozialamt bekannt-

lich nicht arbeitet), also rief ich sofort am Montag

darauf an, aber der Sachbearbeiter war in einer Bespre-

chung und der Vertreter wußte von nichts und konnte mir

nichts sagen.

Nun war ich für den kommenden Tag in unserer Nachbar-

gemeinde mit einem kompetenten Rentenberater verabre-

det, dem ich alle meine Unterlagen vorlegte. Zufällig

war auch mein Brief an das Sozialamt und das Antwort-

schreiben dabei. Er fragte sofort, was daraus geworden

sei. Als ich ihm sagte, daß ich dort noch niemanden

(kompetenten) erreicht hätte, erbot er sich sofort,

dort für mich anzurufen. Der Sachbearbeiter war aber

abermals in einer Besprechung, sollte aber sobald wie

möglich bei dem Rentenberater zurückrufen. Nach über

einer halben Stunde rief er wirklich an und wollte mich

sprechen.

Er sagte mir, daß ich sofort Geld bekommen würde, wenn

ich ihm verspräche, daß ich zum einen Rente beantrage

und zum anderen mich sofort arbeitssuchend melden wür-

de.

In diesem Falle könne ich schon morgen mein Geld ab-

holen. Ich müsse nicht einmal selbst kommen, sondern

könne irgendjemandem eine Vollmacht mitgeben, der dann
sofort das Geld ausgehändigt bekäme.

Ich machte ihm die geforderten Zusagen, und am nächsten Tag erhielt mein Partner tatsächlich das Geld. Auf
dem Sozialamt war man plötzlich ungeheuer freundlich
und entgegenkommend. Ich wollte die Welt nicht mehr
verstehen.

Tags darauf erhielt ich folgendes Schreiben:

"Sehr geehrte Frau Westphalen !
Anbei geben wir Ihnen die Gebührenordnung über die
Zahnarztkosten zurück. Bitte reichen Sie die Rechnung
mit dem anliegenden Schreiben nochmals bei der Krankenkasse ein.
Heute wurde für die Zeit vom 29.2. bis 31.5. ein Betrag
von 1.129,-DM zur Auszahlung auf Ihr Konto angewiesen.
Wir bitten Sie, uns baldmöglichst mitzuteilen, wann
Sie Ihren Rentenantrag gestellt und sich beim Arbeitsamt arbeitssuchend gemeldet haben.
Beiliegende ärztliche Bescheinigung lassen Sie bitte
von Ihrem Hausarzt ausfüllen, damit geprüft werden
kann, ob Sie Anspruch auf Krankenkostzulage haben."

Diesem Schreiben lag ein Antrag für die Krankenkasse
bei, den ich nur noch unterzeichnen brauchte. Daß das
Sozialamt mir dieses Schreiben schon fertig formuliert
hatte, fand ich ungeheuer gut. So etwas hatte ich nie
erwartet. Dieser Antrag für die Übernahme der restlichen Zahnarztkosten wurde sogar tatsächlich genehmigt.

Die Bescheinigungen vom Arbeitsamt und von der Rentenbeantragung sandte ich einige Zeit später ab, als sie
erledigt waren.

Anfang Juni bekam ich dann zum erstenmal die laufende
Zahlung und Anfang Juli (nach 6 Monaten) meinen ersten offiziellen Bescheid über die Höhe der gesamten
Sozialhilfe, die ich bisher erhalten habe und die mir
weiterhin vorläufig gezahlt wird.

Die Rentenbeantragung

Die Erkundigungen, die ich über die Möglichkeit, für
mich Rente zu beantragen, einzog, sagten mir überhaupt
nichts, und ich wußte am Ende soviel wie am Anfang.
Meine Schwester kannte aber als Gemeindeschwester einen Mann, der vorzüglich über die ganzen Fragen einer
eventuellen Rentenbeanspruchung informiert war. Er sagte mir auch einen Termin zu, obwohl er für meinen Wohn-
bezirk überhaupt nicht zuständig war. Ich fand diese
Haltung ganz großartig. Als wir dann bei ihm waren,
verstand ich auch seine sehr menschliche, zuvorkommende
Art: Er ist selbst ein Betroffener, er ist zu 90 %
Schwerbeschädigter.

Er nahm sich 1 1/2 Stunden Zeit für mich, um meine ganzen Unterlagen durchzusehen und mir die Berechnung zu
erklären. Diese Einstellung fand ich für einen Beamten
(wie ich sie bisher kannte) wohl einmalig. Den größten
Teil seiner Erklärungen habe ich sogar verstanden, obwohl diese Berechnungen äußerst kompliziert sind. Er
gab mir auch alle entsprechenden Formulare mit, sodaß
ich diese nur noch ausfüllen mußte und bei meiner zuständigen Gemeinde einreichen konnte.

Dieser offizielle Teil lief also wunderbar, nur hat
mich diese ganze Angelegenheit sehr stark mitgenommen.
Es ist schon ein merkwürdiges Gefühl, wenn man mit 33
Jahren seine Rente einreicht und sich dabei aber gar
nicht wie ein Invalide fühlt, sondern immer noch auf
eine Besserung hofft. Tagelang lief ich mit dem Gefühl
umher, offiziell schon aufs Alten- bzw. Krankenteil geschoben worden zu sein. Das alles widersprach meiner
Grundeinstellung, obwohl ich andererseits auch einsah,
daß ich erstmal versorgt sein mußte.

Aber hier mußte ich um die Anerkennung meiner Krankheit,
nicht um meine Gesundheit kämpfen. Eine für mich völlig
schizophrene Situation.

Nachdem ich meine Anträge vollständig bei der Gemeinde eingereicht hatte, bekam ich 14 Tage später die Aufforderung, mich bei einem Vertrauensarzt der BfA (einem Neurologen) zur Untersuchung einzufinden.

Ich war sehr pünktlich dort und kam auch sehr schnell ins Sprechzimmer. Anfangs war es sehr strapaziös, weil er immer seine Fragen ins Diktafon sprach, dann die Frage direkt an mich noch einmal stellte. Auch meine Antworten sprach er dann wieder ins Diktafon. Diese ständigen Wiederholungen der Fragen und Antworten störten mich erheblich, zumal ich sicher bin, daß es auch anders möglich wäre.

Dann kam die Untersuchung; er führte viele der Tests, die ich schon etliche Male gemacht hatte, noch einmal durch und stellte fest, daß sich bisher nichts Wesentliches geändert hätte. Dann wurde im Nebenzimmer noch ein EEG gemacht (für alle Fälle, sagte der Arzt).

Anschließend wurde ich noch einmal dem Arzt vorgeführt. Er nannte mir eine fünfstellige Zahl die ich wiederholen mußte. Etwas später nannte er dann eine zweite fünfstellige Zahl, die ich mir merken sollte. Er untersuchte dann noch einmal meine Augen und machte eine Hörprobe. Zum Abschluß fragte er mich noch einmal nach der zweiten fünfstelligen Zahl, wovon ich aber nur noch 3 Ziffern behalten hatte. Dann meinte er, daß für mich nun ja wohl alles geklärt sei.

Auch diese Untersuchung erlebte ich wieder als eine sehr schizophrene Situation: Einerseits war ich sehr froh darüber, daß ich nun ja wohl versorgt sei (zumindest für eine absehbare Zeit), andererseits war ich sehr schockiert darüber, daß bis zu diesem Zeitpunkt (immerhin 5 Monate nach dem Krankenhausaufenthalt) keine wesentlichen Besserungen eingetreten waren.
Ich war an diesem Morgen ziemlich deprimiert.

Das Arbeitsamt

Da ich nicht genau wußte, wer für mich zuständig war,
ging ich zunächst zum Arbeitsamt in der nahegelegenen
Großstadt. Hier fiel mir als erstes auf, daß ein stark
Behinderter (z.B. Rollstuhlfahrer) gar nicht ins Amt
gelangen könnte, da bis zum Eingang schon 10 oder 12
Treppenstufen zu überwinden sind. Im Hause selber ist
dann ein rollstuhlgerechter Fahrstuhl installiert, weil
ja auch die Behindertenberatung im 2. Stockwerk liegt.
Die Frage bleibt offen, wie kommen diese Menschen überhaupt ins Haus hinein. Die Erbauer können sich nicht
sehr viel dabei gedacht haben.

Diese Stelle war aber für mich gar nicht zuständig, sondern ein ganz kleines Arbeitsamt bei uns in der Gegend.
Darüber war ich recht froh, denn die Anonymität und
Unfreundlichkeit des großen Amtes ermunterte mich nicht
gerade.

Die Hoffnung auf eine menschliche Behandlung in dem kleinen Arbeitsamt hat sich als berechtigt erwiesen. Ich
hatte kaum das Gebäude betreten, als mich auch schon
eine Bedienstete ansprach, wohin ich möchte und was sie
für mich tun könne.

Bei der Anmeldung bekam ich eine Karte zum Ausfüllen;
als ich damit fertig war, wurde sie auch schon von der
nächsten Kollegin bearbeitet, die mich dann zur Beratung weiterschickte. Dort mußte ich einige Zeit warten,
und als ich an der Reihe war, zeigte die Uhr bereits
15.40 Uhr (um 16 Uhr ist dort Feierabend) und ich hatte auch um 16 Uhr einen Termin bei der Krankengymnastin.
Das Gespräch wurde also relativ kurz und wir vereinbarten, daß ich mich telefonisch wieder melde. Bemerkens-
wert finde ich hier besonders die Freundlichkeit dieser Sachbearbeiterin, obwohl es einige Minuten vor
Feierabend war und dies ihr letzter Arbeitstag vor dem
Urlaub war.

Nach einem Telefongespräch bekam ich einen neuen Termin
mit einer anderen Kollegin; sie wußte, als sie meinen
Namen hörte, sofort, worum es ging, was mich sehr erstaunte. Als ich dann bei ihr ankam, begrüßte sie mich
auch fast wie eine alte Bekannte, und wir unterhielten
uns sehr gut über meine Probleme mit der Krankheit, dem
Sozialamt, der Rentenbeantragung und über meine Arbeitssuche. Sie machte mir zwar nicht sehr viel Hoffnung,
daß sie eine geeignete Arbeitsstelle für mich finden
würde, aber sie versprach mir, alles in ihrer Macht
stehende zu versuchen. Sie wollte sich auch an die
nächste Zentralstelle wenden, die mehr Möglichkeiten
- gerade für meinen Beruf - zur Auswahl hätten. Sie
meinte aber auch, daß dies einige Zeit - evtl. sogar
Monate - dauern könne, bis man überhaupt etwas finden
würde.

Eine solch nette, menschliche Behandlung hatte ich bisher bei Behörden noch nicht erlebt. Aber auch hier war
es verständlich, denn diese Frau hatte auch persönliche Erfahrungen mit Behinderten, denn ihre Mutter ist
selbst schwer krank und eine Bekannte von ihr hat auch
MS. Es ist erstaunlich, wie sehr persönliche Betroffenheit das Verhalten der Menschen beeinflußt.

Bei den gesamten Formularen für die Arbeitssuche hatte
ich hineingeschrieben, daß ich z.Z. nur halbtags arbeiten könne, weil mir sowohl mein Hausarzt als auch
der Amtsarzt dieses mündlich bestätigt hatte.

Ein paar Tage später kam ein Anruf von diesem Arbeitsamt: Die Frau hatte sich im Sozialamt erkundigt, wie
das Amtsarztgutachten aussieht. Sie meinte daraufhin:
"Das gibt nichts her, denn danach ist ganztägige Bürotätigkeit möglich. Das sehe ich überhaupt nicht ein.
Wir machen ein Gegengutachten bei unserem Amtsarzt,
der versteht wenigstens was vom Arbeitseinsatz; ich
stecke Sie doch mit Ihrer Ausbildung nicht ins Büro."

Ich bin dieser Frau äußerst dankbar für ihren persönlichen menschlichen Einsatz. Ich hoffe nur, daß sie
meinetwegen keine Schwierigkeiten mit ihren Vorgesetzten usw. bekommt.

Vierzehn Tage nach disem Anruf mußte ich mich dann bei
der Amtsärztin des Arbeitsamtes einfinden. Sie stellte
mir fast die gleichen Fragen, wie der Amtsarzt der BfA
und machte auch dieselben Untersuchungen. Zu meinem Erstaunen hörte ich, daß diese Frau sich sehr gut mit meiner Krankheit auskannte (sie hatte einige Jahre in einer
MS-Klinik gearbeitet) und gab mir deshalb auch einige
Ratschläge für meine Ernährung (viel Obst, wenig Fleisch,
möglichst viel frisches Gemüse und Quarck).

Sehr überrascht war ich allerdings, als sie mir sagte,
daß ich so viel wie möglich im Bett liegen sollte und
nur einige Stunden am Tag aufstehen dürfe. Ich sagte
ihr, daß ich seit dem letzten Schub schon ein erhöhtes
Schlafbedürfnis hätte, zumal ich ja auch nur schlecht
lesen kann (wegen der Behinderung am rechten Auge) und
es ja wohl nicht viele andere Ablenkungsmöglichkeiten
im Bett liegend geben würde. Sie hatte dafür zwar Verständnis, meinte aber trotzdem, daß ich jede Möglichkeit
nutzen sollte, im Bett zu liegen (mit offenen Fenstern
wegen der frischen Luft).

Zwei Tage später rief mich die Sachbearbeiterin des Arbeitsamtes an und teilte mir mit, daß ich nach dieser
Untersuchung nicht mehr als Arbeitssuchende des Arbeitsamtes geführt werde, weil ich wegen gesundheitlicher Beschwerden dem Arbeitsmarkt nicht zur Verfügung stünde.
Sie wollte dieses Gutachten dem Sozialamt zuleiten und
benötigte nur noch meine Einverständniserklärung, die
ich ihr auch sofort zusandte.

Es war mal wieder dieselbe Situation: Einerseits war
ich sehr froh darüber, daß ich nun nicht mehr gezwun-

gen war, <u>jede</u> mir angebotene Arbeitsstelle anzunehmen
und andererseits kam ich mir noch kränker vor, als
ohnehin schon.

Das alles bleibt nicht ohne Folgen ....

Natürlich wirken sich solche Erlebnisse mit amtlichen
Stellen auch psychisch aus. Als belastend und meine Gesundheit negativ beeinflussend empfand ich vor allem
die Besuche beim praktischen Arzt, beim Augenarzt, der
Masseurin und beim Sozialamt (einschließlich Amtsarzt).
Belastend waren sie in erster Linie aus menschlicher
Sicht. Wie man mich dort behandelte, empfand ich als
unmenschlich. Aber das, glaube ich, habe ich schon genügend beschrieben.

Es war noch ein anderer Umstand ausschlaggebend. Wenn
ich sonst zu einer Behörde oder zu einem Arzt gehe, will
ich etwas für mich Positives erreichen; hier aber geht
es darum, etwas für mich Negatives zu beweisen, durch-
zusetzen usw., und daß, obwohl ich mich nicht krank im
Sinne einer Grippe oder ähnlichem fühle. Es ist eine
recht widersprüchliche Situation, in der ich mich absolut unwohl fühle.

Der gesamte Kampf mit den Behörden um die Anerkennung
als Schwerbehinderter trägt sehr viel dazu bei, sich
auch wirklich krank zu fühlen; und zwar weit über das
Maß hinaus als notwendig wäre. Jedes Bekenntnis, schwer
krank zu sein, ist allein schon eine Verstärkung im negativen Sinne. Wenn andere (z.B. Behörden) daran auch
noch zweifeln, fühlt man sich doppelt elend. Das ist
keine Frage von "Krank-spielen", sondern eine sehr unbewußte, sehr tiefgehende Empfindung, gegen die man mit
seinem rationalen Bewußtsein kaum etwas ausrichten kann.

Jeder Gedanke an einen bevorstehenden Besuch beim Sozialamt hat meinen Gesundheitszustand ein Stückchen

verschlechtert, obwohl ich mich gegen eine solche Körperreaktion mit "Händen und Füßen" gewehrt habe. Ich
war aber bei all den Besuchen nicht in der Lage, mein
rationales Denken mit meinem Körperempfinden in Ein-
klang zu bringen. Sicherlich hat es auch mit einer eigenen Interessenkollision in mir selbst etwas zu tun
(einerseits gesund werden wollen - andererseits beweisen müssen, daß man krank ist). Ich bin auch davon
überzeugt, daß es für mich eine ganz andere Ausgangssi-
tuation wäre, wenn ich z.B. beinamputiert wäre oder
ähnliche, äußerlich sichtbare Behinderungen aufweisen
könnte, die meine Umwelt auch ohne weiteres als Behinderung akzeptieren könnte. Aber ohne diese sichtbaren
Anzeichen denken viele, daß man eine solche Behinderung
auch simulieren könnte. Dazu kommt die immer wieder
festzustellende Tatsache, daß einfach nicht bekannt
ist, was die Diagnose "MS" bedeutet. Ich soll begreifen: "Du bist nicht heilbar !". Ich sage mir: MS kann
eine Form von Krebs im Nervensystem sein - etwa wie
Leukämie im Blut oder Schizophrenie in der Psyche -
und Krebs ist für mich eine psychosomatische Krankheit, also eine, die zu überwinden ist, wenn die Ursachen erkannt werden. Daran arbeite ich ja !

Krebs also als Selbstzerstörung eines bestimmten Indi-
viduums aufgrund sozialer Zerstörung ? Messer und
Strahlung beherrschen die medizinische Technik. Sozia-
les interessiert nicht !

Ich kenne einen Arzt, dem man kündigte, weil er einer
Frau nach ihrem dritten Suizidversuch geraten hatte,
sich doch endlich scheiden zu lassen (er hatte die familiären Hintergründe erfragt). Begründung dieser Uni-
versitätsklinik: "Er hätte sich nicht in die rein privaten Angelegenheiten der Patientin einmischen dürfen !"

Wieder dieser Widerspruch: Ich weiß, daß ich zunächst
nicht-heilbar krank bin. Aber ich erlebe ständig, daß

die Gesellschaft (dazu gehören auch Freunde, Nachbarn, Familie usw.) von mir dafür Beweise haben will. Ich soll also <u>leidend</u> leiden. Wozu ? Ich will überwinden und Zeit dafür haben ... und in dieser Zeit nicht hungern müssen, sondern arbeiten können - an mir und meiner Krankheit.

Von außen erwartet man von mir aber nach wie vor: Man soll und muß sehen, daß und wie ich krank bin.

Vielleicht bin ich durch meine gesamten Krankheitserlebnisse in dieser Beziehung etwas überempfindlich geworden, aber es fällt mir immer noch schwer, anderen Menschen zu erklären, daß ich zwar einigermaßen "normal" wirke, auch lachen und fröhlich sein kann, dabei aber trotzdem krank bin. Bei den Behördenbesuchen hatte ich deshalb auch den Eindruck, ich dürfte nicht fröhlich und ausgeglichen wirken, da sie von einem Kranken eine ganz andere Vorstellung haben.

Es kommt natürlich auch darauf an, wie man mir gegenübertritt; so hatte ich diese Schwierigkeiten bei der Frau im Arbeitsamt bei weitem nicht so stark wie beim Sozialamt und bei den Ärzten. Bei dieser Frau gewann ich das Gefühl, ich durfte ein ganz normaler Mensch sein, ohne daß sie meine Behinderung bezweifelt. Ganz im Gegenteil, bei ihr glaubte ich, daß sie es als wohltuend anerkennen konnte, daß auch ein Kranker eine "normale" Reaktion zeigen konnte und auch versucht, selbst mit seiner Behinderung fertig zu werden. Warum können so aber nur Menschen reagieren, die selbst irgendeine Form von Betroffenheit erfahren haben ? Ist das anderen Menschen durch Gespräche und Einsichten nicht zu vermitteln ?

Reaktionen des sozialen Umfeldes

Der letzte Schub und das Wissen, daß ich MS habe, haben
mein gesamtes Leben verändert. Nicht nur, daß ich mich
nicht mehr richtig bewegen und auch deshalb nicht mehr
arbeiten kann, sondern vor allem meine gesamten Zukunftspläne mußten nun neu formuliert werden.

Ein kranker Mensch hat hier in unserer Gesellschaft
einen ganz anderen Status; er wird in eine Ecke gedrängt
und ist mehr oder weniger von der Gnade anderer abhängig, gleichgültig, was er auch tut. Früher hätte ich
das nie für möglich gehalten, aber ich habe es im Laufe meiner Krankheit lernen müssen. Sicherlich ist ein
größer Teil davon abhängig, wie der Kranke sich selbst
verhält, ob er sich aufgibt oder ob er selbst weiter-
kämpft. Aber die Wechselwirkung zwischen "Krankem" und
"gesunder Umwelt" sollte man nicht unterschätzen.

Ein sehr starker Wille und damit verbundene klare For-
derungen an seine Umwelt können wiederum auch den ganzen Unmut der Umgebung auf sich ziehen. Für einen Behinderten ist (glaube ich) nichts schlimmer, als ein gna-
denvolles Mitleid, daß sich sogenannte "Gesunde" abrin-
gen, weil sie einfach hilflos einer solchen Behinderung
gegenüberstehen.

Alle gesunden Menschen im Umgang mit Behinderten zu
schulen, dürfte nur wenig Aussicht auf Erfolg haben,
aber sehr sinnvoll fände ich eine Schulung von Behinderten im Umgang mit "Gesunden", denn für die Behinderten sind die Gesunden die eigentliche Problemgruppe,
die ihnen zu schaffen macht. Leider gibt es bis heute
aber niemanden, der solche Schulungen finanzieren würde, obwohl ich sicher wäre, daß etliche Plätze in Heimen für Behinderte frei werden würden, wenn es so etwas
gäbe. Ein Rechenexempel.

Ich wäre bereit, daran mitzuarbeiten.

Es waren nicht nur die Folgewirkungen meiner Krankheit
im Zusammenhang mit amtlichen Stellen, die mir zu
schaffen machten, sondern auch das Verhältnis in meinen persönlichen Beziehungen änderte sich erheblich.
Die Reaktionen von Bekannten, Freunden usw. waren sehr
unterschiedlich, sie reichten von wirklich tief empfun-
dener Anteilnahme und Hilfestellung bis hin zu völliger
Hilflosigkeit und Abbruch der Beziehungen. Es war eine
sehr breit gefächerte Palette von menschlichen Empfindungen, die ohne das Ereignis meiner Krankheit nie auf-
gebrochen wären.

Wie schon vorher beschrieben, ärgerten mich die guten
Ratschläge von einigen Personen, nachdem sie erfahren
hatten, daß ich einen Schaden an der Wirbelsäule habe.
Diese Verlogenheit, die ich selbst in die Welt setzte,
konnte ich auf die Dauer nicht aushalten. Da mein Partner nicht anders empfand (er mußte dies seinen Gästen
gegenüber vertreten), entschlossen wir uns, allen die
Warhheit zu sagen, auch wenn sich dies für uns nach-
teilig auswirken sollte (ich befürchtete, daß einige
uns dann aus Unsicherheit, wie man sich in einem solchen Fall verhalten sollte, nicht mehr besuchen würden).

Allen Menschen, denen ich irgendwo begegnete und die
mich nach meinem Befinden erkundigten (in unserem
kleinen Ort gab es kaum jemanden, der nicht wußte,
daß ich einige Zeit im Krankenhaus gelegen hatte),
sagte ich fortan, daß ich MS habe. Anfangs fiel es
mir nicht leicht, aber die Reaktionen ermutigten mich,
so weiterzumachen.

Die erste, die es erfuhr, war unsere Hauswirtin. Sie
kannte diese Krankheit und sie weinte und konnte es
gar nicht fassen, daß ausgerechnet mich so etwas erwischt hatte. Mein Partner sagte es ihr noch, als ich

im Krankenhaus lag. Bei dem Urlaub aus dem Krankenhaus
besuchte sie mich auf meinem Zimmer, sie umarmte und
drückte mich und auch mir kamen bei soviel ehrlichem
Mitgefühl die Tränen. Mir wurde richtig warm ums Herz
und ich war ihr sehr dankbar, daß sie keine großen Fragen stellte, sondern nach einiger Zeit der beiderseiti-
gen Stille, sich normal mit mir unterhielt.

Bei einigen anderen habe ich es erlebt, daß sie - nachdem sie es erfahren hatten - zuerst gar nicht reagieren
konnten, sondern nach einem kurzen Schweigen zu einem
anderen Thema übergingen und erst nach etlichen Stunden oder sogar Tagen darauf zurückkommen konnten. Diese Reaktion fand ich noch ganz angenehm, denn es gab
auch solche Reaktionen, die mir ein kaltes Unbehagen
einflößten. Diese Leute wollten mir dann einreden, daß
diese Diagnose gar nicht stimmen könne, weil ich ja
immerhin noch laufen könne, und wenn ich wirklich MS
hätte, ich schließlich im Rollstuhl sitzen müsse. Mit
diesen Leuten habe ich heute keinen Kontakt mehr, denn
auf solches Verhalten reagiere ich sehr barsch.

Aber ein solches Verhalten war die Ausnahme; der größte
Teil aller Bekannten und Freunde hatte Verständnis für
meine Krankheit, und wir konnten in Ruhe darüber reden.
Für einige wenige ist es bis heute nicht zu einem
selbstverständlichen Thema geworden, denn es hat für
sie immer einen unangenehmen (weil hilflosen) Beige-
schmack. Dieses Verhalten akzeptiere ich aber und wir
haben immer noch ein gutes Verhältnis miteinander.

Einen Bekannten gab es, der sehr extrem reagierte; er
ist ein großer Sportler (er war auf Weltmeisterschaften
schon dabei) und war der Ansicht, wenn er mich weiterhin besuchen würde, könnte meine Krankheit ihn unter
Umständen anstecken. Ich habe ihn nie wieder gesehen.
Es tut mir auch um diese Bekanntschaft nicht leid.

Die Beziehungen zu meinem Partner und zu meiner Schwester haben sich im wesentlichen nicht verändert. Das Verhältnis ist wahrscheinlich noch etwas enger und intensiver geworden, weil sie mir auch das Gefühl geben wollten, daß sie mich jetzt auf gar keinen Fall alleinlassen würden, sondern alles, was sie könnten dazu beitragen wollten, daß es mir wieder besser ginge.

Die einzigen Schwierigkeiten entstanden hier aus dem Grunde, weil sie nicht abschätzen konnten, was sie mir in meiner Situation zutrauen konnten und was nicht. Da ich mir über diese Frage aber selbst im Unklaren war, konnte ich ihnen dabei auch nicht helfen. Dann gab es noch eine zeitlang Schwierigkeiten, weil ich das Gefühl hatte, daß sie meine Krankheit "vergessen" hatten und die Rücksicht auf meine Behinderung nachließ. Intensive Gespräche konnten aber auch diese Schwierigkeiten beseitigen. Inwieweit die beiden Schwierigkeiten mit mir hatten, kann ich nicht beurteilen, weil ich dies nicht so wahrgenommen habe, da ich viel zu sehr mit mir selbst beschäftigt war.

Angst machte mir vor allem, meine veränderte Situation meinen Eltern und meiner älteren Schwester mitzuteilen; ich befürchtete nämlich, daß sie in Selbstmitleid zerfließen würden und mit Vorwürfen reagieren könnten, wie ich ihnen so etwas antun könne. Diese Angst resultiert aus den Erfahrungen meiner Kindheit, in der das immer so war. Ich war deshalb auch lange Zeit dagegen, sie einzuweihen (über die Entfernung bestand auch nicht die Gefahr, daß sie es durch einen Zufall erfahren könnten). Da aber meine große Schwester einige Tage auf Besuch kommen wollte, sah ich mich doch gezwungen, meiner Familie gegenüber eine Erklärung abzugeben. Ich war sehr froh darüber, daß sich mein Partner bereit erklärte, mir diese unangenehme Aufgabe abzunehmen. Er formulierte dann einen Brief, der mich sehr stark berührte und um Verständnis für meine Situation warb (Brief siehe Anlage 2).

Drei Wochen später (4 Monate nach Ausbruch des Schubes)
rief meine Mutter an und teilte mir mit, daß sie meine
kleine Schwester zu ihrem Geburtstag besuchen wollten.
Über meine Krankheit und den Brief sagte sie kein Wort;
sie fragte nur allgemein: "Na, wie geht es Euch denn?"
Dies war der einzige Berührungspunkt mit meiner Krankheit.

Am ersten Abend waren meine Eltern mir gegenüber sehr
gehemmt und verschlossen - von meiner Krankheit war
keine Rede. Sie erzählten über ihre Reisen und über
ihr Enkelkind - ich hatte den Eindruck, daß ihre Welt
in Ordnung war und meine Welt sie nicht interessierte.

Am nächsten Mittag kamen sie in das Lokal meines Partners zum Mittagessen. Ich kam auch herunter und setzte
mich zu ihnen. Nachdem sie gegessen hatten und es im
Lokal ruhiger wurde, begann ich von meiner Krankheit
und wie ich sie erlebte, zu erzählen.

Ich fing mit dem Bericht mit dem Ausbruch des neuen
Schubes an, wobei sie sehr gespannt zuhörten. Sie un-
terbrachen mich nicht einmal, was sie sonst früher bei
jedem Thema taten. Ich erzählte ihnen vom Verlauf der
Krankheit, den ersten Schüben und legte ihnen auch
dar, wo unter Umständen die Ursachen hierfür liegen
könnten. Sie nahmen alles ohne Widerspruch hin (was
mich wiederum sehr erstaunte). Bei der Schilderung,
wie ich es selbst erfahren habe, daß ich an MS leide,
kamen mir die Tränen und sie schwiegen auch dazu (eine Reaktion von ihnen, die mir völlig neu war).

Beim Schreiben dieses Erlebnisses merke ich, daß es
mich kollossal mitnimmt und ich kaum noch in der Lage bin, klar zu formulieren. Das Verhältnis zu meinen
Eltern muß für mich ein weiterer Schlüssel zu meinem
Problem sein. Es kostet mich eine ungeheure Nervenanstrengung, überhaupt weiterzuschreiben.

Wir hatten ca. drei Stunden über dieses Thema gesprochen
(d.h. eigentlich ich, meine Eltern sagten ja fast nichts),
bis ich den Eindruck hatte, daß dieses Thema jetzt erschöpft sei.

Ich fragte sie dann noch, ob sie sich an meinen ersten
großen Schub erinnern könnten, bei dem meine Arme betroffen waren. Sie sagten, daß sie wüßten, daß ich mal
irgendetwas mit den Armen gehabt hätte, aber sie wüßten
nicht mehr, was ich da hatte. Nur, daß ich sehr lange
krank war und sie den Eindruck hätten, als wenn ich
keine Lust zum Arbeiten gehabt hätte. Ansonsten hätte
ich schon immer - vom Babyalter an - etwas gekränkelt,
erst recht seit ich älter wurde (ca. 12 bis 13 Jahre).
Einmal wußten sie noch, haben sie nachts einen Notarzt
rufen müssen, weil ich total steif und weiß im Bett lag
und mich überhaupt nicht mehr rühren konnte. Der Notarzt
hat mir dann eine Spritze gegeben und ich hätte eine
Woche lang im Bett gelegen und wäre dann wieder normal
zur Arbeit gegangen (damals muß ich ca. 16 bis 17 Jahre alt gewesen sein); eine weitere ärztliche Behandlung
fand nicht statt. Sie meinten aber, daß das nichts Ern-
stes gewesen sei, da ich ja in einer Woche schon wieder arbeiten gegangen sei. Über dieses Erlebnis hinaus
konnten sie sich an nichts mehr erinnern.

Ungefähr drei Monate nach dem Besuch der Eltern kam
meine ältere Schwester zu Besuch. So sehr sie sich auch
bemühte, sie konnte mir auch nichts Neues über die damaligen Erlebnisse sagen. Sie wußte noch, daß ich einige Male im Krankenhaus war, als ich im Pubertäts-
alter war; aber was ich da gehabt hätte, wußte sie
auch nicht mehr, sie meinte nur, daß es wohl eine Ner-
vensache gewesen wäre.

Sie reagierte sehr lieb und verständnisvoll mir gegenüber. Eines Abends (ich konnte gerade wieder sehr
schlecht laufen) fragte sie meine kleine Schwester,

ob ich denn nun bald an Krücken laufen müßte. Meine kleine Schwester muß sehr barsch darauf reagiert haben.

Meine sonstigen Verwandten sind mir unbekannt, da meine Eltern - solange ich noch bei ihnen lebte - mit der
gesamten Verwandtschaft zerstritten waren.

Sehr lieb und verständnisvoll hat die Familie meines
Partners reagiert, die mir ihre Hilfe und Unterstützung
spontan zusagten (einen großen Teil dieses Buches habe
ich bei der Familie einer Schwester meines Partners geschrieben und somit deren Hilfestellung dankbar angenommen).

Bis kurz nach dem Besuch meiner Eltern hatte ich geglaubt,
sie würden mich und meine Situation einigermaßen verstehen können.- bis mich dann eines Tages doch der große
Schlag einholte.

Meine Eltern hatten vom Sozialamt eine Aufforderung erhalten, Auskunft über ihre finanzeille Situation zu geben, weil sie für meinen Unterhalt eventuell herangezo-
gen werden könnten. Darin stand auch, daß sie für mich
immer noch unterhaltspflichtig sind, gleichgültig wie
alte ich sei (was übrigens bei schwerbehinderten Kindern
gar nicht zutrifft - das erfuhr ich aber erst wesentlich
später). Sie erregten sich sehr darüber, beruhigten sich
aber wieder etwas, als ich ihnen sagte, daß dies recht
unwahrscheinlich sei bei ihrem Einkommen und der sonstigen Lage der Verhältnisse. Außerdem teilte ich ihnen
mit, daß ich wirklich bereit sei, die Summe an sie zu-
rückzuzahlen, die sie für mich ans Sozialamt vielleicht
zahlen müten, sobald ich wieder arbeitsfähig sei bzw.
Rente erhalte. (Beim BAFöG hatte ich auch eine elternun-
abhängige Förderung erhalten, weil das Einkommen meiner
Eltern so gering war, daß eine Unterstützung nicht zu-
gemutet werden konnte)

Sie füllten den Fragebogen nicht aus, sondern schickten
einen Brief an das Sozialamt, indem sie mitteilten, daß

sie zu keinerlei Zahlungen bereit seien, weil ich schon
seit 14 Jahren nicht mehr bei ihnen lebe und ja wohl alt
genug sei, für mich selbst zu sorgen. Von meiner Krankheit stand in dem Brief nichts; meine Krankheit haben
sie einfach ignoriert.

Daraufhin schrieb das Sozialamt meinen Eltern, daß sie
umgehend den Fragebogen ausgefüllt zurückschicken sollten, ansonsten würden die Behörden ihrer Heimatstadt
eingeschaltet.

Ich erkundigte mich wieder bei einem Bekannten (selbst
Sachbearbeiter im Sozialamt) nach der Rechtslage. Das
Ergebnis teilte ich meinen Eltern telefonisch mit.

Ich sagte ihnen, daß sie rechtlich dazu verpflichtet sei-
en, Auskunft über ihre finanzielle Situation zu geben,
was aber nicht gleichbedeutend damit sei, daß sie jetzt
für mich zahlen müßten. Erst wenn das Sozialamt den aus-
gefüllten Fragebogen erhalten hat, wird geprüft, ob ei-
Verpflichtung zur Zahlung bestünde.

Während des gesamten Gesprächs mit meiner Mutter (meine
Eltern haben eine Mithöranlage, an der mein Vater die
ganze Zeit über mithörte) hörte ich meinen Vater im
Hintergrund recht böse murmeln. Schließlich entriß er
meiner Mutter den Hörer und sprach selbst mit mir. Er
begann harmlos und sagte mir, daß er selbstverständlich
jederzeit seinen Kindern helfen wolle, aber an ein Sozialamt würde er nicht zahlen. Ich entgegnete ihm, daß
ja noch lange nicht entschieden sei, ob dies überhaupt
notwendig sei. Ich erklärte ihm nochmals, daß er rechtlich dazu verpflichtet werden könne, Auskunft über seine Einkünfte an das Sozialamt zu erteilen. Danach wurde er ganz deutlich: "Wenn ich noch einen Brief vom
Sozialamt bekomme, dann werde ich denen schreiben, daß
Du ja durchaus arbeiten könntest, wenn Du nur wolltest,
denn Du bist ja gar nicht krank und Dir steht ja überhaupt kein Geld vom Sozialamt zu. So etwas kann man auch

gerichtlich klären. Dann werden wir ja sehen, was passiert" (er hatte mich vor drei Wochen ein paar Schritte
gehen gesehen).

Zunächst war ich über diese Drohung sprachlos, dann riß
ich mich zusammen und versuchte, ihm im ruhigen Ton
nochmals zu erklären, daß ich immerhin krank sei und
mir das Geld vom Sozialamt auch rechtlich sehr wohl zu-
steht. Es hat mich eine ungeheure Nervenanstrengung gekostet, dies ruhig zu sagen.

Dabei schoß es mir immer wieder durch den Kopf: Das ist
genau die Haltung, die ich von meinen Eltern aus meiner
Kindheit kenne: Wenn Unannehmlichkeiten damit verbunden sind (damals: bei ihrer Privat-Versicherung mußten
sie das Geld für die Arztrechnungen vorlegen), dann
haben sie Krankheiten von uns Kindern nicht wahrgenommen; sie hielten uns (besonders mich) für ausgekochte
Simulanten, die nur an ihr Geld heranwollen. Jetzt war
diese Situation wieder da.

Er sprach weiter und meinte, daß das mit der Krankheit
ja wohl nicht so stimmen kann, denn er hätte gesehen,
daß ich noch gehen kann. Mir brach der kalte Schweiß
aus, und ich begann am ganzen Körper zu zittern. Mit
letzter Anstrengung fragte ich ihn noch, ob er von mir
verlange, daß ich meinen Sozialhilfe- und Rentenantrag
zurückziehe. Er: "Da fragst Du noch ? Das ist ja wohl
selbstverständlich, das hättest Du schon lange merken
müssen." Ich war fassungslos und hatte große Mühe, mich
noch auf den Beinen zu halten.

Meine Mutter kam wieder an den Apparat und sprach über
belanglose Dinge, wie einen neuen Schuhkauf und ähnliches. Sie versuchte auch, Scherze zu machen, was ich
überhaupt nicht begriff. Ich habe von ihrem Gerede
kaum noch etwas mitbekommen. Ich wundere mich heute,
daß ich nicht einfach aufgelegt habe.

Als ich vom Telefon wegging, zitterten mir die Beine
und das volle Taubheits- und Schwächegefühl war wieder
so vorhanden wie am Beginn des Schubes (in seiner
schlimmsten Phase).

Ich erzählte dies sofort meinem Partner, der auch ganz
fassungslos war. Er nahm mich in den Arm und streichelte mich. Dann setzte ich mich mit meinen beiden Schwestern zusammen (meine große Schwester war zufällig
für ein paar Tage zu Besuch) und erzählte ihnen auch
ausführlich von dem Gespräch (z.T. hatten sie schon
etwas mitbekommen, da sie sich im selben Raum aufhiel-
ten). Beide waren erstmal sprachlos. Dann meinte meine
kleine Schwester, daß es von unserem Vater eine glat-
te Erpressung sei, weil ihm die Unannehmlichkeiten zuviel wurden und er außerdem um sein Geld fürchtete.
Meine ältere Schwester meinte, daß er so etwas wohl
nicht bewußt macht, daß er ja gar nicht wüßte, wie es
mir gehe und was er damit anrichten könnte. Meine kleine Schwester und ich widersprachen ihr sofort und erzählten ihr von den Gesprächen, die wir drei Wochen
vorher mit meinen Eltern über meine Situation geführt
hatten.

Meine ältere Schwester bekam Tränen in die Augen und
ging hinaus. Nach einiger Zeit kam sie wieder und ent-
schuldigte sich damit, daß sie zusammengebrochen wäre,
wenn sie nicht hinausgegangen wäre. Es muß sie sehr
stark getroffen haben.

Anmerkung zu meinem gesundheitlichen Zustand zu dieser
Zeit: Eine Woche später wurde ich sowohl vom Neurologen der BfA, als auch von der Amtsärztin des Arbeitsamtes untersucht mit dem Ergebnis, daß ich für die
BfA als erwerbsunfähig gelte und für das Arbeitsamt,
als dem Arbeitsmarkt nicht zur Verfügung stehend. Ich
konnte mich zwar noch fortbewegen, aber vielmehr war
auch nicht möglich.

Dieses Telefongespräch hat mich sehr stark mitgenommen,
und ich sah plötzlich zu diesem Verhalten meines Vaters so viele Parallelen zu meiner Krankheit, daß ich
mich entschloß, diesen Faden weiterzuverfolgen. An diesem Verhalten meiner Eltern bin ich schon oft zerbro-
chen (aber dazu in den nächsten Kapiteln mehr).

Mir wurde immer klarer, daß ich mich mit meinem Verhältnis zum Elternhaus und meiner Krankheit (vor allem
dem Zusammenhang zwischen beiden Faktoren) tiefgehender
beschäftigen muß. Ich bin mir bewußt, daß dies der
schwierigste Teil meiner Arbeit sein wird, weil es
letztenendes darum geht, mein eigenes altes Ich zu zerstören, um zu einem neuen Selbstverständnis zu gelangen.

Sehr viel ist mir über meine Krankheit nicht bekannt.
Da aber auch die Ärzte mir nicht sehr viel darüber sagen konnten, gehe ich davon aus, daß zumindest die
Hausärzte selbst nicht viel darüber wissen. Ich habe
deshalb alles gelesen, mir angehört und im Fernsehen
angeschaut, was mir überhaupt nur zugänglich war, weil
ich wissen wollte, mit welcher Art von Krankheit ich
mich für mich selbst auseinandersetzen muß.

Zum Forschungsstand der MS

Nach dem, was ich über die Krankheit MS erfahren konnte,
ist sie eine relativ junge Krankheit, die erst seit etwa 150 Jahren überhaupt bekannt ist. Erst in den letzten
Jahrzehnten tritt sie vermehrt auf. Dies liegt vermutlich aber nur daran, daß man erst sehr spät in der Lage war, sie überhaupt zu diagnostizieren.

In Ländern mit wenig oder garkeiner Industrie (Länder
der Dritten Welt) ist diese Krankheit bis heute unbekannt (vielleicht auch nur eine Frage der Diagnosestellung ?). Die meisten Theorien gehen davon aus, daß sie
durch eine Virusinfektion hervorgerufen wird. Sie soll
in etwa im Alter der Pubertät ihren Anfang nehmen
(aber dies soll auch keine gesicherte Erkenntnis sein)
und betrifft Frauen wesentlich häufiger als Männer
(ich habe auch eine Statistik gelesen, in der das Verhältnis in etwa ausgeglichen ist).

Einig sind sich die Fachleute einzig darin, daß die MS
ein Autoimmunvorgang ist, d.h., daß der Körper eine
Allergie gegen sich selbst entwickelt und es so zu einem entzündlichen Prozeß im Rückenmark und/oder im Zentralnervensystem kommt, der Nervenverbindungen zerstört.

Wie aber kann es dazu kommen, daß der Körper sich zum
Teil selbst zerstört ? Liegt es nicht in der Natur
von allen Lebewesen, sich zu erhalten und die körperlichen Abwehrkräfte gegen Störungen in der Gesundheit
zu richten ? Mein Körper wehrt sich aber (nach meinen
bisherigen Kenntnissen) gegen etwas, was noch nicht
greifbar und noch nicht feststellbar ist, und die Ab-
wehrreaktion gegen einen Teil seiner Selbst wird dadurch zu einer eigenständigen Krankheit.

Gegen was wehrt sich der Körper ? Wenn man den Menschen als eine Einheit von Körper und Seele sieht, so

ist es auch möglich, daß der Körper sich gegen irgendwelche seelischen Vorgänge wehrt (wie es ja auch bei
der Schizophrenie der Fall ist), die mir aber bis heute noch recht unklar sind.

MS ist ja auch eine Form von Allergie. Da ich schon
seit vielen Jahren Allergiker bin, hatte ich anfangs
vermutet, daß dies in unmittelbarem Zusammenhang mit
der MS stünde. Statistiken besagen aber, daß bei MS-
Kranken keine vermehrte Häufigkeit von Allergikern zu
verzeichnen ist.

Ich hatte zwar eigentlich nicht beabsichtigt, in dieses
"Protokoll" theoretische Abhandlungen mit hineinzuneh-
men, sehe mich aber für diesen Abschnitt gezwungen, die
Definition der MS von Fachleuten zu übernehmen, damit
meine Einstellungen, warum ich danach so weiterschrei-
be und nicht anders, deutlich werden.

Die verständlichste Form einer Erklärung von MS fand
ich in dem Buch "Die Lebenssituation von Multiple Sklerose Kranken", herausgegeben vom Institut für freie Berufe an der Universität Erlangen-Nürnberg. Ich zitiere:

"Die Multiple Sklerose ist eine organische Erkrankung
des zentralen Nervensystems. Es handelt sich um mehr
oder minder zahlreiche Krankheitsherde im Gehirn und
Rückenmark, in denen bestimmtes Gewebe, nämlich die
Markscheiden von motorischen und sensiblen Nervenbah-
nen, zerstört wird. Es bilden sich Narben, die andere,
gesunde Nerven von der Blutversorgung abschnüren. Diese Narben sind multipel oder disseminiert im Gehirn
und Rückenmark lokalisiert. Aus diesem Erscheinungsbild rühren die Bezeichnungen "Multiple Sklerose",
d.h. vielfache Verhärtungen ... her.

Die Multiple Sklerose ist wahrscheinlich so alt wie die
Menschheit selbst, jedoch beginnt sie, sich erst Anfang des vorigen Jahrhunderts als selbständiges Krank-

heitsbild in dem Bewußtsein der Ärzte zu kristallisie-
ren. Während sie gegen Ende des vorigen Jahrhunderts
als ausgesprochene Rarität angesehen wurde, zählt sie
heute zu den häufigsten ... Nervenkrankheiten; sie gehört damit zu den wenigen Krankheiten, die in den
letzten Jahrzehnten eine Zunahme erfahren haben; diese
Zunahme betrifft sowohl ihre prozentuale Häufigkeit wie
auch ihre geographische Verbreitung. Hierbei ist jedoch zu beachten, daß diese Zunahme der Multiplen Sklerose nicht zuletzt auch die Folge verbesserter Verfah-
ren zu ihrer Erkennung sein kann, da die Möglichkeit
besteht, daß die Multiple Sklerose früher aufgrund ihrer Ähnlichkeit mit anderen Erkrankungen bei der Diagnosestellung nicht erkannt worden ist. Es ist darüberhin-
aus zu beachten, daß heute die Voraussetzung zu einer
ungleich gründlicheren Erfassung des Krankengutes gegeben sind, sodaß sich die Zunahme der Multiplen Sklerose auch unter diesem Aspekt nicht vorbehaltlos als
effektive Morbiditätszunahme interpretieren läßt.

Der Verlauf der Multiplen Sklerose ist sehr unterschiedlich, und zwar sowohl im Hinblick auf die auftretenden
Symptome als auch im Hinblick auf ihre Entwicklung.
Je nachdem, welche Teile des Zentralnervensystems von
den Entmarkungserscheinungen betroffen werden, treten
unterschiedliche Krankheitssymptome auf.

Die Multiple Sklerose ist zwar ein Krankheitsprozeß,
der nur im Zentralnervensystem Schaden anrichtet, aber
dadurch kann eine große Anzahl von Funktionen anderer
Systeme in Mitleidenschaft gezogen werden. Die Haupt-
schädigung geschieht in jenen verbindenden Leitungen,
die durch das Rückenmark und das Gehirn laufen, so wie
die vielen Koordinationationszentren untereinander und
mit den äußeren Geweben verbinden. Die Schädigungen
sind ganz zufällig verstreut und die einzelnen auftretenden Symptome hängen von der zufälligen Lage dieser
Schäden ab, die dafür verantwortlich ist, welche Ver-
bindungskanäle unterbrochen werden.

Bezüglich der weiteren Entwicklung der Multiplen Sklerose nach Krankheitsausbruch lassen sich zwar keine
festen Regeln aufstellen, aber es haben sich doch vier
typische Verlaufformen herausgebildet, und zwar eine
schubförmige Verlaufsform, eine chronisch-progrediente
Form, ein gleichbleibender Zustand nach erfolgter Erst-
manifestation und eine, wenn auch seltene, rasch zum
Tode führende Verlaufsform."

"Bei der Verlaufsform, die sich in Schüben zeigt, ist
ein Ausfall von Funktionen zu verzeichnen, der sich
wieder zurückbildet und der später erneut auftritt.
Dabei bilden sich die Ausfallerscheinungen im Laufe
der Jahre immer weniger zurück, so daß Dauerschäden
in Form von Lähmungen usw. entstehen können. Bei der
chronisch-progredienten Form hingegen nehmen die Ausfallerscheinungen langsam und allmählich zu, während
die dritte häufigere Verlaufsform durch eine Konstanz
der jeweiligen Ausfallerscheinungen gekennzeichnet ist.
Hierbei sind Relationen zwischen dem Alter bei Erkran-
kungsbeginn und der Verlaufsform der Multiplen Sklerose ausreichend fundamentiert. Es besteht die Tendenz,
daß der Verlauf bei Patienten, die in jüngeren Jahren
erkranken, vorwiegend mit Schüben und Remissionen ein-
hergeht und daß bei ihnen die Dauer bis zur Ausbildung
offensichtlich irreparabler Lähmungszustände wesentlich länger ist als bei Patienten, die später erkranken. In jüngeren Jahren herrscht der schubförmige Verlauf vor. Mit zunehmendem Alter geht der schubförmige
Verlauf in den chronisch-progredienten über, während
die Späterkrankungen von Anfang an chronisch verlaufen."

Soweit das, was "die Wissenschaft" dazu zu sagen hat.

Ich kann mir nach diesen Ausführungen also sagen:
Na schön, Du hast noch einmal Glück gehabt, Du hast
das typische Erscheinungsbild von Schüben; die jetzi-

gen Lähmungserscheinungen können sich also noch wieder
zurückbilden. Hinzu käme, daß ich schon in sehr jungen
Jahren (sehr wahrscheinlich) erkrankt bin, und somit
eventuell die schwere Form erst sehr spät auftreten
kann. Aber das alles ist kein großer Trost, wenn die
Wissenschaft davon ausgeht, daß "mit zunehmendem Alter
... der schubförmige Verlauf in den chronisch-progredienten über"-geht.

Nach dieser wissenschaftlichen Definition wäre mir also - sollte ich ein "normales" Alter erreichen - der
Rollstuhl im Alter und evtl. noch andere Hilfsmittel
sicher.

Nur - diese Definition mag ich nicht so ohne weiteres
als gegeben hinnehmen. Es muß doch - außer medizini-
schen - auch noch andere Möglichkeiten der Überwindung
(z.B. Stillstand) oder sogar der Bewältigung dieser
Krankheit geben.

Wenn ich nun in demselben Buch weiterlese, so stoße ich
auf die Beziehung zwischen Umwelt und Multipler Sklerose, die mir immerhin einen Spielraum für meine Arbeit
an mir selbst einräumt. Ich zitiere deshalb weiter:

"Potentielle bzw. tatsächliche Beziehungen zwischen Umwelt und Multipler Skllrose bestehen unter zwei Aspek-
ten, und zwar im Hinblick auf die Ätiologie der Multiplen Sklerose als auch im Hinblick auf die soziale
Lage der Multiple Sklerose-Kranken.
Im ersten Fall ist die Umwelt als mögliche ätiologische
Determinante der Multiplen Sklerose aufzufassen."

"Diese Einbeziehung von Umweltdeterminanten in den
Kreis der potentiellen Kausalfaktoren der Multiplen
Sklerose ist auf den generellen Wandel der ätiologi-
schen Vorstellungen in der Medizin zurückzuführen.
Hier zeigte es sich, daß neben Erregern noch andere
und darunter auch soziale Faktoren bedeutsam sind ...

Für die Vorstellungen über Diagnose und Krankheitsent-
stehung bedeutete das ... die Einsicht, daß auch Erreger nicht ohne bestimmte konstellierende Faktoren, ohne bestimmte Konditionen, zu Krankheitsursachen werden
können. So herrscht bei Infektionskrankheiten die Auf-
fassung vor, daß Erreger und psychische Konstitution
und die Umwelt als Bindemittel zwischen beiden Polen
in einem nicht bestimmbaren Größenverhältnis zueinander aus einer Infektion eine Krankheit entstehen lassen. Auch bei chronischen Erkrankungen werden Wirkun-
gen sozialer und psychischer Faktoren auf den Ausbruch
der Erkrankungen konstatiert.

Aufgabe der epidemiologischen Medizin muß es daher
sein, quantitative Beziehungen zwischen Umweltfaktoren
und Multipler Sklerose zu eruieren, um auf diese Weise Material für eine eventuelle Kausalitätsanalyse zu
erhalten, die zu einer Klärung der Ätiologie beitragen kann."

Aus dem zuletzt Zitierten schließe ich für mich einen
Zusammenhang zwischen Kindheitserlebnissen und Ausbruch der Krankheit. Selbst wenn man davon ausgehen
könnte, daß dem Ausbruch der MS ein Erreger zugrunde-
liegt, so ist doch zu bemerken, daß hierfür auch eine
Basis vorhanden sein muß; eine Grundlage, die durch
die Umwelteinflüsse geschaffen werden. Wenn man ferner von der Theorie ausgeht, daß chronische Krankheiten (was die MS ja ist) fast immer ihre Grundlage in
den ersten Lebensjahren (nach A. Mitscherlich meist
sogar im ersten Lebensjahr) gelegt bekommen, dann
ist für mich die Frage äußerst aktuell: Wie ist meine Kindheit verlaufen, was war daran "normal", was
"anormal", was hat mich geprägt ?

Je länger ich über meine Krankheit nachdenke, desto
häufiger stoße ich immer wieder auf Erlebnisse aus
meiner Kindheit, die ich bis heute immer noch nicht
ganz verarbeitet habe und die mich heute noch bela-

sten. Zum Beispiel stoße ich immer wieder auf Ängste, die ich in meinem heutigen Leben nicht verstehe und die jeglicher realen Basis entbehren (hier gerade die "Verlassen-seins-Ängste").

Ich gehe also davon aus, daß die MS eine Störung im Gesamthaushalt des Körpers ist, und daß diese Störung im psychischen Bereich ihre Wurzel hat und sich im physischen Bereich bemerkbar macht. Das mindeste aber ist (und das räumen selbst die Schulmediziner ein), daß für den Ausbruch dieser Krankheit eine psychische Bereitschaft bestehen muß. Nur, worin diese begründet ist, darauf weiß bis heute noch niemand eine Antwort.

Viele Theorien gehen ja davon aus, daß die MS im Alter zwischen 8 und 14 Jahren entsteht. Da die ersten Anzeichen bei mir ungefähr im 12 oder 13. Lebensjahr auftraten, könnte ich für meinen Fall dieser Theorie zustimmen. Das bedeutet wiederum für mich, daß ich in meiner Kindheit bzw. in meiner frühen Jugendzeit mit den Nachforschungen nach eventuellen Ursachen beginnen muß. Dies fällt mir aber sehr schwer, weil ich sehr vieles aus meiner Kindheit so verdrängt habe (weil es für mich zu belastend war), daß ich nur mit größter Anstrengung noch Einzelheiten aus der Zeit wieder erinnern kann. Leider kann mir dabei auch niemand helfen, weil es meinen Eltern und auch meiner großen Schwester ebenso geht wie mir. Das ist zwar bedauerlich, aber ich kann es bei meiner Familie nicht mehr ändern. Es bleibt mir also nichts anderes übrig, als selbst zu versuchen, mein Erinnerungsvermögen anzustrengen. Ich bin mir durchaus darüber im Klaren, daß ich hier auf Erlebnisse stoßen kann, die mich sehr stark belasten, und daß es dann auch eventuell zu einer Körperreaktion (ein neuer Schub ?) kommen könnte. Es ist andererseits auch möglich, daß ich an gar nichts Derartiges stoße und nur das, was ich noch weiß herunterschreibe. Vielleicht kann dann aber ein anderer Mensch - vielleicht ein Fremder - damit etwas anfangen.

Auf der Suche nach meiner Vergangenheit

Ich wage diesen Versuch einer Art Selbstanalyse, obwohl
mir bekannt ist, daß z.B. A. Mitscherlich in seinem
Buch: "Krankheit als Konflikt" die These vertritt, daß
chronisch Kranke nicht analysierbar seien. Mir ist unwohl dabei, aber ich will mich nicht selbst aufgeben.

"Mein Schicksal, mein Charakter ..., die wurden neun
Monate vor meiner Geburt festgelegt." (J.P. Sartre in:
"Die Eingeschlossenen")

Meine Kindheit ist sicherlich nicht gerade als rosig
zu bezeichnen, fand sie doch in einer Zeit statt, in
der keiner mehr Zeit für den Anderen hatte. Es war die
Wiederaufbauphase nach dem II. Weltkrieg; wahrscheinlich hat der größte Teil meiner ganzen Generation darunter gelitten. Es war eine Zeit der zunehmenden Entmenschlichung und des materiellen Raffens. Jeder (besser gesagt: fast jeder) war darauf aus, so schnell
wie möglich wieder satt zu Essen zu haben, sich gut
zu kleiden, sich evtl. ein Häuschen zu bauen, zumindest aber eine gemütliche Wohnung einzurichten, dann
einen Fernseher zu kaufen, dann ein Auto usw. usw.
Die Gefühle und die menschliche Wärme waren mit dem
Krieg gestorben und haben einer "Ellenbogen-Idiologie"
Platz gemacht. Es wurde wild drauflos produziert und
verkonsumiert, wobei die Menschlichkeit und die menschliche Wärme weitgehend auf der Strecke blieben.

Diese Zustände sind wohl jedem bekannt, der diese Zeit
bewußt erlebt hat. Trotzdem erscheinen sie mir im Zusammenhang mit meiner Krankheit erwähnenswert, da es
die äußeren Umstände meiner Krankheit charakterisiert.
Jeder spürt diese Entmenschlichung tagtäglich, aber
kaum einer tut etwas dagegen. Die gesamte Umwelt - vor
allem die Arbeitswelt - ist so angelegt, daß jeder gegen jeden kämpfen muß, wenn er "etwas werden" will

(das beginnt schon in der Schule und heute sogar schon
im Kindergarten). Jeder muß immer noch besser sein als
der Andere, um z.B. eine Gehaltszulage zu erhalten
oder den Numerus clausus zu überwinden. Es gibt zwar
inzwischen einige "Aussteiger" aus dieser Gesellschaft,
aber sie sind prozentual so gering, daß sie im "normalen" Leben überhaupt nicht ins Gewicht fallen.

In dieser "normalen" Welt fühle ich mich gefangen; dies
aber garnicht mal durch die äußeren Umstände (die habe
ich, was meine Person betrifft, zu verändern), sondern
vielmehr durch mich selbst. Ich habe nicht den Mut,
"Aussteiger" zu werden, weil mich meine Vergangenheit,
mein Über-Ich davon abhält. Ich bin mit Hilfe von mora-
lischem Druck erzogen worden. Bei allem, was ich anders
machte als meine Mutter, stand hinter mir das Über-Ich
mit erhobenem Zeigefinger. Meine Vorbereitung auf das
Abitur und meine Hochschulausbildung habe ich gegen diesen erhobenen Zeigefinger zu Ende gebracht. Heute stellt
sich heraus, daß ich damit kaum etwas anfangen kann
(erhebt sich hier der Zeigefinger und sagt: "Siehste,
das kommt davon ?").

Gerade hier beginnt die eigentliche Problematik meines
Berichtes über meine Krankheit. Ich muß herausbekom-
men, welche Beziehung ich wirklich zu meinen Bezugspersonen hatte, warum ich mich z.B. von dem zu starken
Über-Ich bis heute nicht ganz gelöst habe, obwohl ich
seit vielen Jahren mein eigenes Leben führe, das äußerlich nicht mehr an das Leben meiner früheren Bezugspersonen geknüpft ist.

Wenn ich für mich und meine Gesundheit etwas erreichen
will, dann geht dies sicherlich nur mit der Konsequenz,
daß auch eine innere Ablösung stattfindet.

Wie macht man das ???

Meine Kindheitserlebnisse verdrängte ich weitgehend;
sie sollten nicht mein alltägliches Leben behindern.
Daß die Verdrängung keine vernünftige Form von Vergan-
genheitsbewältigung ist, beweist der neue Schub und
auch meine Reaktion auf das Verhalten meiner Eltern
(Verschlechterung des Gesundheitszustandes). Ich habe
schon früher Versuche unternommen, mit meiner Vergangenheit "ins Reine" zu kommen, die aber an bestimmten
Punkten immer wieder stagnierten. Aufgefallen ist mir
dies z.B. in gruppendynamischen Prozessen, wenn wir
über unsere Vergangenheit sprachen. Ich stieß immer
wieder an Punkte, die mich zum Weinen brachten, ohne
daß ich dies näher begründen konnte. Ich hatte immer
wieder das Gefühl, daß ich die verschlossene Tür zu
meiner Vergangenheit nicht aufstoßen konnte; ich stand
an einer Mauer, die ich nicht durchbrechen konnte.

Dies machte mir auch folgendes Erlebnis deutlich: Ich
stand unter Hypnose und sollte von meiner Kindheit erzählen. Als ich nach meiner Lehrerin gefragt wurde,
begann ich zu weinen und wachte aus der Hypnose auf.
Diese Mauer muß so stark sein, daß nicht einmal die
Hypnose sie aufbrechen konnte. Seit diesem Erlebnis
habe ich mich nie wieder hypnotisieren lassen. Ich
habe damals noch stundenlang geweint, ohne zu wissen,
warum eigentlich. Sicherlich geht es hierbei auch um
ein Schlüsselerlebnis, das aber bis heute im Verbor-
genen geblieben ist.

Diese Mauern haben ja in unserem "normalen" Leben einen sehr praktischen Wert. Sie verhindern, daß wir
ständig an irgendwelche schlechten Erlebnisse denken
und sorgen dafür (mit Hilfe des "Vergessens" und des
"Verdrängens"), daß wir auch wieder fröhlich und un-
beschwert unser Leben genießen können. Dies ist eine
sehr praktische Einrichtung unserer Psyche.

Nur sind ja mit dem "Vergessen" und dem "Verdrängen"
diese Erlebnisse nicht aus unserem Gedächtnis ver-

schwunden, sondern sie bleiben nach wie vor existent,
nur sind sie aus unserem bewußten (und jederzeit abruf-
baren) Gedächtnis in unser unbewußtes (und damit nur
schwer wieder rückrufbares) Gedächtnis abgewandert.
Das negative daran ist nur, daß sie nicht einfach ruhig
in einer Schublade liegen und dort verstauben wie Akten, sondern sie arbeiten weiter und Teile davon kommen immer wieder an die Oberfläche (ins Bewußtsein) und
stören damit das sonst recht friedliche heutige Leben.

Diese früheren Erlebnisse haben z.B. mein Über-Ich geprägt, das zwar heute noch bei mir vorhanden ist, aber
ich kann mein Über-Ich nicht greifen und nicht be-grei-
fen. Es sitzt als Macht-Instanz in mir und ich bin bis
heute nicht in der Lage, diese Macht-Instanz voll in
den Griff zu bekommen (sie sitzt tief in den unbewußten
Schubladen und wirkt von daher ständig auf mich ein).

Ich will mit diesem Schreiben versuchen, diese Macht-
Instanz in seinen Grundfesten zu erschüttern; ich möchte mich befreien aus der Umklammerung durch mein eigenes Über-Ich, das in der Lage ist, meinem Körper zu
befehlen, sich selbst zu zerstören.

Ob mir dies ohne eine psychologische oder psychoanaly-
tische Behandlung gelingt, kann ich noch nicht sagen.
Ich werde versuchen, dieses Problem anzugehen und bin
auch fest davon überzeugt, daß es zu einer Befreiung
beitragen wird, auch wenn eine endgültige Befreiung
nicht gelingen sollte.

Es wird für mich sehr schwer werden, meine Vergangenheit für mich neu aufzuarbeiten, denn wenn ich an meine Kindheit denke, so fällt mir kaum ein Erlebnis ein,
an das ich gern zurückdenke. Es sind fast alles so negative und deprimierende Erinnerungen, daß ich Angst
habe, daran zu zerbrechen. Andererseits weiß ich, daß
ich aufgefangen und in die bessere Gegenwart durch

meinen Partner zurückgeführt werde, wenn ich doch zusam-
menbrechen sollte. Das macht mir Mut.

Daß er das gibt, und daß ich das zum ersten Mal in meinem Leben fühlen und akzeptieren kann, ist schon ein
wichtiger Lernerfolg der letzten Monate gewesen.

Bevor ich auf Einzelheiten aus meiner Kindheit eingehe,
möchte ich zunächst etwas über die äußeren Bedingungen
meiner Kinder- und Jugendzeit berichten.

Ich wurde 1947 geboren. Mein Vater war noch nicht sehr
lange aus der Kriegsgefangenschaft zurück und hatte beruflich noch keinen festen Fuß fassen können bzw. sehr
schlecht verdient. Meine Mutter war zu dieser Zeit
nicht berufstätig. Wir wohnten zur Untermiete alle in
einem Zimmer. Meine ältere Schwester war bei meiner Geburt 3 1/2 Jahre alt. Da meine Eltern für uns alle vier
nur dieses eine Zimmer zur Verfügung hatten, war ich
überhaupt nicht geplant und äußerst unwillkommen. Als
ich 2 1/2 Jahre alt war, bekamen meine Eltern eine eigene Wohnung. Sie hatte 2 1/2 Zimmer und eine Küche
ohne Bad (ein Gemeinschaftsbad mit Kohlebeheizung war
im Keller für 8 Partien). Mit uns vieren zog noch die
Stiefmutter meines Vaters ein, die das halbe Zimmer
bekam; meine Eltern und wir beiden Kinder schliefen
zusammen in einem Schlafzimmer. Als ich fünf Jahre alt
war, ging meine Oma von uns fort und wir beiden Kinder
bekamen ein eigenes Kinderschlafzimmer, das wir uns
dann später noch mit meiner kleinen Schwester teilten.

Die wirtschaftlichen Verhältnisse waren zu der Zeit miserabel. Meine Mutter versuchte das Haushaltsgeld durch
Heimarbeit aufzubessern, indem sie Krawatten nähte, wobei auch wir beiden Kinder (soweit wir es schon konnten) mithelfen mußten. Mein Vater hatte (solange ich
denken kann) im ständigen Wechsel Früh-, Spät- und
Nachtschicht, sodaß es für die gesamte Familie auch

irgendwelche geregelte Zeiten gab. Selbst für die Schule galt dieser Wechsel, wir hatten immer abwechselnd
eine Woche Früh- und eine Woche Spät-Unterricht.

Meine kleine Schwester kam auf die Welt, als ich fast
acht Jahre alt war. Wir schliefen dann zu dritt in dem
halben Zimmer. Wir waren aber die ersten in unserer
Straße, die einen Fernseher besaßen, worauf meine Eltern ganz besonders stolz waren. Nach der Geburt meiner
kleinen Schwester begann meine Mutter zu arbeiten. Sie
arbeitete jeden Mittag in einer Kantine in der Essens-
ausgabe. Meine große Schwester wurde in eine andere
Klasse umgeschult, damit wir beiden immer abwechselnd
Früh- und Spät-Schule hatten und immer einer bei meiner kleinen Schwester war. Wenn sich unsere Schulstun-
den überschnitten, mußte einer von uns entweder früher
nach Hause gehen (schwänzen) oder die andere mußte später hingehen.

1959 zogen wir in eine 4-Zimmer-Wohnung um (ich war 12
Jahre alt), die glücklicherweise in der Nähe war und
wir nicht umgeschult werden brauchten. Wir drei Kinder wurden wieder in ein halbes Zimmer einquartiert,
weil meine Mutter darauf bestand, daß sie ein eigenes
Eßzimmer hatte. Außer dem Wohnzimmer war kein Raum in
der Wohnung beheizbar, sodaß wir alle 5 im Winter zusammen im Wohnzimmer verbringen mußten (auch das Eßzimmer wurde im Winterhalbjahr nicht benutzt).

Auf der Straße spielen durfte ich als Kind überhaupt
nicht, weil wir direkt an der Hauptstraße wohnten und
meine Eltern es für zu gefährlich hielten. Manchmal
durften wir hinter dem Haus spielen (ein Trümmergrundstück, das dann als Trümmerschuttabladeplatz genutzt
wurde, weil hier ein riesiger Bombentrichter zuge-
schüttet werden mußte), weil dies der einzige Platz
war, den meine Mutter vom Küchenfenster aus beobachten konnte. Wir hatten kaum Spielgefährten, weil die

anderen Kinder unseres Häuserblocks hier nicht spielen
durften, sondern auf die etwas entfernt liegenden
Spielplätze geschickt wurden, auf die wiederum wir
nicht durften.

Auch als wir dann in die 4-Zimmer-Wohnung umgezogen waren, durfte ich nur im Hof spielen und war hier nur mit
jüngeren Kindern zusammen (im Hof war nichts außer einer Sandkiste), die ich auch meist noch beaufsichtigen
mußte. Die Gleichaltrigen spielten fast immer im nahegelegenen Park, wo ich nicht hindurfte, weil meine Mutter von ihrem Fenster aus dort nicht hinschauen konnte.
Selbst wenn wir mal draußen auf der Straße spielen durften (als wir etwas älter waren), so mußten wir immer in
Sichtweite zum Haus bleiben. Da wir da aber meistens
allein waren, wollten wir irgendwann überhaupt nicht
mehr draußen spielen.

Freundinnen hatte ich nur in der Schule, aber auch hier
nur begrenzt, weil ich außerhalb der Schule fast keine
Gelegenheit hatte, mit ihnen zusammenzukommen. Ich durfte auch keine Freundin mit nach Hause bringen, weil meine Mutter "keine fremden Menschen" in ihrer Wohnung duldete; sie hatte immer Angst, sie könnten etwas schmutzig
machen (so hat sie zumindest immer gesagt). Platz zum
Spielen hatten wir in unserer 4-Zimmer-Wohnung auch nicht.
Zwischen unseren Betten war nur ein schmaler Durchgang,
mit dem man nicht viel anfangen konnte. Ich habe mir
dann meinen eigenen Spielplatz auf unserem großen Klei-
derschrank eingerichtet. Mich trug der Schrank gerade
noch, aber meine große Schwester oder gar meine Mutter
nicht mehr. Ich richtete mir hier meine eigene kleine
Welt ein und baute sie nach außen hin mit Pappen zu.

1963 schickten mich meine Eltern dann zur Post, wo ich
als Angestellte arbeitete. Eine Lehre durfte ich nicht
machen, weil ich dann ja nicht soviel Geld nach Hause
bringen würde.

Ich war nach außen hin ein sehr in-sich-gekehrtes, stilles und schüchternes Kind. Meine Eltern bezeichneten mich als ein sehr schwieriges und aufsässiges Kind. Mit dem Beginn der Pubertät begann auch meine Aufmüpfigkeit, die meine Eltern manchmal zum Verzweifeln brachte. Ich kann mich noch sehr gut daran erinnern, daß jeden Abend um 20 Uhr bei der Tagesschau der Streit begann. Mein Vater und ich saßen schon immer auf der Lauer und warteten darauf, wer wohl heute anfangen würde. Wir beide konnten uns dabei die Köpfe heißreden, wobei ich aber immer den Kürzeren zog, weil sie mich dann ins Bett schickten.

Von der Schulentlassung bis zum Arbeitsbeginn bei der Post lagen drei Monate, die ich bei meiner Mutter zu Hause mit Hausarbeit verbringen mußte. Diese drei Monate kamen deshalb zustande, weil ich im Juli erst 16 Jahre alt wurde und man zu der Zeit erst mit 16 bei der Post genommen wurde. Es war auch nicht so, daß ich nun die Haushaltsführung lernen sollte, denn schon seit meinem 8. Lebensjahr mußten meine große Schwester und ich die Hausarbeit selbständig erledigen, weil meine Mutter arbeitete.

Meine Eltern waren sehr böse darüber, als sie die Aufforderung bekamen, mich zur Berufsschule zu schicken; sie sahen nicht ein, daß ich die Berufsschule besuchen sollte, wenn ich gar nicht arbeiten würde. Am meisten ärgerte es sie, daß ich einen Tag in der Woche für die Hausarbeit ausfiel. So kam ich für 3 Monate in eine Hauswirtschaftsschule für ungelernte Berufe und lernte die ganze Zeit über Waschen.

Soweit ein grober Überblick. Ich werde im folgenden die Erlebnisse und Reaktionen schildern, die mich (wie ich meine) am stärksten geprägt haben. Ich hoffe, daß dann wenigstens ein Mosaikbild entsteht, aus dem ich Schlüsse ziehen kann.

Vor einigen Jahren schrieb ich meinen Eltern einen
Brief mit vielen Fragen zu meiner Kindheit. Meine Mutter beantwortete diesen Brief. Ich möchte bei den folgenden Kapiteln diese Antworten wörtlich zu den jewei÷
ligen Kapiteln hinzufügen, weil ich der Ansicht bin,
daß sie im Zusammenhang mit meinen Problemen sehr interessant sind und ich meine Eltern hier auch gern zu
Wort kommen lassen möchte. Diese Antworten spiegeln
ihre Einstellung zu einzelnen Fragen wider, die sie
auch heute noch vertreten.

Nach Aussagen meiner Eltern bin ich 3 Wochen zu spät
auf die Welt gekommen. Obwohl 1946 und 1947 noch zu den
Hungerjahren gehörten, habe ich bei der Geburt 9 Pfund
gewogen und war 54 Zentimeter lang. Ich bin wohl zur
ungünstigsten Zeit geboren worden, die sich meine Eltern vorstellen konnten. Nach allen ihren Aussagen war
ich ihnen äußerst unwillkommen und sie haben auch ganz
sicher mit massiver Ablehnung reagiert, die ich als
Baby wohl auch gespürt habe, denn sie sagen heute noch,
daß sie sich ein schlimmeres Baby nicht vorstellen könnten, das soviel schreit und nie etwas essen will. Sie
machten mir zum Vorwurf, daß ich unzufrieden war.

Auf meine briefliche Frage: "Wie habt Ihr mich als Kind
gesehen bzw. eingeschätzt ?", antworteten sie folgendermaßen:
"Wie Du als Kind warst bzw. wie wir Dich eingeschätzt
haben ? In erster Linie liebten wir "unser Kind", freuten uns, daß Du gesund warst, nur Du selbst warst mit
Dir selbst oft garnicht zufrieden - Du mochtest gern
'schwarzsehen', hast als Baby viel geweint, warst ein
schlechter Esser und wolltest immer Künstlerin werden,
wie Du sagtest".

Nach diesen Aussagen vermute ich, daß mich meine Eltern
für einen geborenen Pessimisten hielten, ohne sich Ge-

danken darüber zu machen, warum ein Neugeborenes so viel
weint und so schlecht ißt. Körperlich war ich damals
noch gesund, die Unterernährung begann dann im ersten
Lebensjahr. Sie sind der Ansicht, daß ich einfach nicht
gewollt hätte und weisen jede Andeutung, daß sie mich
abgelehnt haben könnten, weit von sich.

Ich muß überhaupt als großer Störenfried empfunden worden sein. Ich muß auch sehr schlecht und wenig geschla-
fen haben, denn sobald sich meine Eltern oder meine
Schwester im Zimmer bewegten, begann ich sofort wieder
zu schreien. Das brachte meinen Eltern auch einen ständigen Ärger mit den Vermietern ein, weil die das Ge-
schreie auch störte. Auch meine große Schwester war sicherlich von meiner Geburt ebensowenig begeistert wie
alle anderen, weil sie auch noch in ihrem Spieltrieb
sehr stark eingeschränkt wurde, denn sie durfte ja keinen Lärm machen, wenn ich schlafen sollte. Begeistert
war wohl niemand von meiner Geburt, und ob ich geliebt
worden bin, kann ich beim besten Willen nicht sagen.
Ein Geborgenheitsgefühl habe ich bei meiner Familie jedenfalls nie entwickelt.

Auch die bisher mir bekannten Tatsachen im Zusammenhang
mit den Aussagen meiner Eltern und meiner Schwester be-
trachtet, lassen mit ziemlicher Sicherheit darauf
schließen, daß ich schon zu der Zeit ein großes Defi-
zit an Liebe und Wärme hinnehmen mußte.
Um das Haus herum, in dem wir wohnten, war ein großer
Garten - hauptsächlich als Nutzgarten - angelegt, den
wir Kinder aber nicht betreten durften. So waren wir
auf dieses eine kleine Zimmer angewiesen, daß noch dazu nicht beheizbar war. Meine Mutter erzählte mir öfter,
daß sie befürchtete, mich nicht durchbringen zu können,
weil es erstens wenig zu essen gab, ich zweitens unter-
ernährt war und drittens im Winter meine Hände und auch
mein Gesicht oft blaugefroren war. Aber ich war scheinbar zäh genug.

An meine Oma erinnere ich mich heute noch sehr gern zurück. Sie war in meinen Augen eine sehr liebevolle, gü-
tige und herzensgute alte Dame. Ich hatte sie sehr gern
und ich glaube, sie mochte mich auch. Sie war auch so
ganz anders als meine Eltern, denn sie war sehr gefühl-
voll, und ich spürte bei ihr, daß sie eine tiefe Zunei-
gung zu mir empfand. So etwas hatte ich bis dahin nicht
gekannt.

Wir beide spielten sehr viel miteinander und dann konnte ich immer meine Eltern vergessen. Wenn allerdings
meine Mutter hereinkam, während wir spielten, schraken
wir beiden immer hoch und hatten ein schlechtes Gewissen. Warum ich das hatte, ist mir bis heute unklar geblieben, aber ich weiß, daß es ein sehr intensives Empfinden war, das mich immer aus meinen Träumen mit meiner Oma riß. Ich wußte jedesmal, daß jetzt etwas Schreck-
liches passiert und ich wurde für irgendetwas bestraft
(wofür, habe ich nie verstanden).

Aus dieser ganzen Zeit mit meiner Oma erinnere ich fast
keine konkreten Ereignisse mehr, ich weiß nur noch, wie
ich empfunden habe, weil es nach meinen Erinnerungen
so starke Gefühle waren, die sich mir sehr tief ein-
prägten. Ich kann mich auch noch genau entsinnen, daß
diese beiden extremen Gefühle (Liebe und Geborgenheit
auf der einen Seite, Ablehnung, Haß und Krach auf der
anderen) ständig wechselten und jedes kleine Geräusch
von "draußen" (also meinen Eltern und meiner Schwester)
mich sofort in Panik versetzte.

Ich kann mich auch noch an Begebenheiten erinnern, bei
denen sich meine Oma und meine Mutter heftig stritten
und ich Schutz bei meiner Oma suchte, die mich dann immer in den Arm nahm. Meine Mutter verlangte dann ständig von mir, daß ich doch zu ihr kommen sollte, weil
sie meine Mutter sei und nicht diese fremde Frau, die
garnicht meine richtige Oma sei.

Ich konnte damals noch nicht viel damit anfangen, weil ich das alles noch garnicht verstand. Ich wurde ständig hin- und hergerissen, obwohl für mich die Wahl feststand: ich wollte bei meiner Oma bleiben, die ich über alles liebte.

Um das Verhältnis zwischen meiner Oma und meiner Mutter deutlicher werden zu lassen, hier einige Fragen und Antworten aus meinem Briefwechsel zwischen meiner Mutter und mir:

Frage: Wielange und warum hat die Stiefmutter von Vati bei uns gewohnt ?

Antwort: Vati's Stiefmutter hat genau 2 1/2 Jahre bei uns gewohnt und zwar vom Dezember 1949 bis Juni 1952, sie wohnte bei uns, weil Vati's Vater im September 1949 gestorben war und sie sich mit ihrer Schwester, bei der sie wohnte, nicht gut verstand. Außerdem hatte sie derzeit auch noch keine Rente - eben durch Schwiegervaters Tod - und die Witwenrente lief damals noch über drei Monate.

Frage: Wie hieß sie überhaupt, wie sah sie aus ?

Antwort: Schwiegermutter hieß Friederike, geb. Schwarz, sie war klein, hatte dunkle Augen, war ziemlich unzufrieden mit sich und der Welt. Das Zusammenleben mit ihr war nicht sehr einfach.

Frage: Welches Verhältnis hattet Ihr zu ihr, welches hatte ich zu ihr ?

Antwort: Unser Verhältnis zu ihr war so, wie es zu einem älteren Menschen, der zur Verwandtschaft gehört, sein muß: rücksichtsvoll und entgegenkommend.
Dein Verhältnis zu ihr war folgendes: da Deine große Schwester schon die Schule besuchte, belegtest Du sie immer mit Beschlag, d.h. daß

> Du mit ihr bzw. sie mit Dir spielen sollte,
> was sie auch gern tat, denn sie hatte ja viel
> Zeit und half mir im Haushalt so gut wie gar
> nicht.

Bei diesen Antworten meiner Mutter (der Brief ist zwar
über 8 Jahre alt, aber auch heute würde sie sicherlich
nichts anderes schreiben) fällt mir besonders auf, daß
sie nicht den leisesten Zweifel daran hat, alles richtig gemacht zu haben und dies auch sofort mit Vorwürfen
an meine Oma verbindet. Diese Haltung meiner Mutter
stimmt völlig mit den Empfindungen aus dieser Zeit über-
ein. Diese beiden Frauen haben sich zumindest nicht
leiden können, vielleicht haben sie sich sogar gehaßt.
Ich kann und will auch garnicht beurteilen, wer wohl
daran schuld sein könnte - diese Frage ist auch für mich
nicht interessant -, für mich hat sich nur das bestätigt,
was ich immer gedacht habe: Ich habe als kleines Kind
zwischen zwei rivalisierenden Frauen gestanden, wobei
ich mich zu der einen (die Oma) hingezogen fühlte und
die andere (die Mutter) mich beanspruchte.

Welche Rolle mein Vater bei diesen Auseinandersetzungen
gespielt hat, weiß ich einfach nicht. Meine große
Schwester meint aber, daß er ständig versucht habe,
zwischen den beiden Frauen zu vermitteln. Ich habe
dies damals nicht wahrgenommen. Für mich war mein Vater eigentlich garnicht existent, er war zwar hin und
wieder zu Hause, strafte uns Kinder auch manchmal (wenn
meine Mutter ihn dazu aufforderte), aber meistens war
er ein ganz netter Mensch. Die Wahrnehmung meiner gros-
sen Schwester, daß mein Vater mich zu der Zeit sehr
gern bzw. viel lieber als sie gehabt hat, kann ich absolut nicht teilen. Ich war viel zu sehr mit meiner Oma
und meiner Mutter beschäftigt.

An eine unangenehme - sich ständig wiederholende - Sache kann ich mich noch aus der Zeit erinnern: Meine Eltern (hier auch mein Vater) schimpften ständig über

meine Oma, weil sie nicht genügend Haushaltsgeld abgeben
würde und dabei dauernd Kaffee trinken würde. Daß die
Auseinandersetzungen fortwährend auch um das Geld gingen, begriff ich damals schon.

Wie meine große Schwester mit meiner Oma zurechtkam,
kann ich schlecht sagen, weil ich auch das nicht richtig wahrnahm, was wohl nicht zuletzt an meinem Alter
lag (es war die Zeit zwischen meinem 3. und 6. Lebensjahr). Nach ihren eigenen Aussagen hat sie sich aber
gar nicht gut mit ihr verstanden, sondern immer auf
der Seite meiner Mutter gestanden. Dies ist wahrscheinlich auch der Grund dafür, daß ich mit meiner großen
Schwester viel Streit hatte.

Obwohl die ganzen Auseinandersetzungen mich ziemlich
mitnahmen, so war dies doch für mich eine sehr angeneh-
me Zeit, weil ich meinen ruhenden Pol, meine Geborgenheit und Liebe hatte. Umso größer war der Schock für
mich, als man mir alles nahm, was ich liebte: meine Oma.

Im Sommer 1952 (ich war 5 Jahre alt) wurden meine gros-
se Schwester und ich zu meiner Tante aufs Land geschickt.
Ich fand es wundervoll, einmal aus unserer kleinen Groß-
stadtwohnung herauszukommen und das Land und die Tiere
zu erleben. Es waren auch wundervolle Wochen, zumal
meine Tante zwei Söhne hatte, die etwas älter als wir
waren und die viel mit uns spielten.

Meine Mutter holte uns nach ein paar Wochen wieder ab,
sagte uns aber nichts von den bevorstehenden Veränderungen.

Als wir zu Hause ankamen, rief ich sofort nach meiner
Oma, die sich aber nicht meldete. Ich stürzte in ihr
Zimmer, aber ihre Sachen waren fort, stattdessen standen unsere Kinderbetten in dem Zimmer. Ich fragte meine Mutter verzweifelt, wo denn die Oma sei. Woraufhin
sie nur strahlend erklärte, daß wir ja so glücklich

sein könnten, daß wir jetzt unser eigenes Zimmer hätten, daß wir nicht mehr bei ihnen im Schlafzimmer schlafen müßten usw. Ich ließ aber nicht locker und wollte
unbedingt wissen, wo meine Oma ist und wann sie wiederkommt. Meine Mutter erklärte mir, daß meine Oma ausgezogen sei und auch nicht mehr wiederkommen würde. Die
Oma wollte nicht mehr bei uns leben und würde uns ja
auch gar nicht mögen. Ich solle mich freuen, daß sie
endlich fort sei und wir unser Zimmer nun endlich für
uns allein hätten.

Es war mir unmöglich, darüber auch noch glücklich zu
sein. Ich war tief unglücklich und weinte, bis ich in
den Schlaf fiel. Meine Mutter wollte mich in der ersten
Zeit trösten, aber von ihr wollte ich mich trösten lassen (ich hielt sie für die allein Schuldige am Weggang
meiner Oma), ich wollte nur meine Oma wiederhaben.

Als ich nach langer Zeit immer noch nicht aufhören wollte zu weinen, wurde meine ganze Familie böse. Ich weiß
noch, daß meine Mutter und auch mein Vater mir sagten,
ich sei ein undankbares Kind und mir könne man nichts
recht machen. Dies habe ich auch später noch sehr häufig gehört.

Seit dieser Zeit zog ich mich immer mehr von meinen Eltern und meiner Schwester zurück (meine große Schwester
hat sich wahnsinnig gefreut, daß meine Oma endlich fort
war). Am wenigsten konnte ich meiner Mutter verzeihen,,
daß sie gesagt hatte, daß mich meine Oma nicht mehr
mögen würde und mich auch nicht mehr sehen wolle, weil
ich ihr das nicht glaubte.

So wartete ich wochen- und monatelang auf ihre Rückkehr,
weil ich glaubte, daß sie dies eines Tages tun würde
und mich vielleicht sogar mitnehmen würde. Ich baute
fest darauf.

So spielte ich dann viel mit mir allein, dabei unterhielt ich mich aber immer mit meiner Oma. Schlimm war
es für mich, wenn meine Mutter mich belauschte und
sich dann hinterher lustig machte über mich und meine
Erzählungen für meine Oma. Sie erzählte dies auch meinem Vater, der sich köstlich darüber amüsierte. Für
mich waren diese Unterhaltungen aber die einzige Verbindung zu meiner Oma (und damit zu Liebe und Geborgenheit). Im Laufe der Zeit entwickelte ich eine solche
Technik darin, daß ich im wirklichen Wechselgespräch
mit ihr stand. Manchesmal gab sie mir auch irgendwelche Strafarbeiten auf, die ich dann ausführte. Ich entwickelte auch bald eine große Geschicklichkeit darin,
mich nicht mehr belauschen zu lassen, indem ich zum einen flüsterte und zum anderen fast nur noch mit ihr
sprach, wenn ich abends im Bett war und alles dunkel
war und ich mir sogar vorstellen konnte, sie würde wirklich auf meiner Bettkante sitzen. Später hatte ich dann
auf dem Trümmergrundstück hinter unserem Wohnblock
meine eigene kleine Burg, in der ich mich dann immer
mit ihr traf und wo wir ungestört spielen und uns unterhalten konnten. Zu meinen Eltern habe ich keine nä-
here Beziehung aufgenommen und auch zu meiner Schwester
nicht. Ich war für mich mit meiner (nicht mehr vorhandenen) Oma allein.

Ich kann mich nicht daran erinnern, daß meine Eltern
versucht hätten, zu mir eine andere Beziehung zu bekommen, aber ich vermute es. Vielleicht haben sie es
auch nie ernstlich versucht. Es ist ja auch leichter,
einem Kind eine Ohrfeige zu geben, als mit ihm zu sprechen, es in den Arm zu nehmen und ihm etwas zu erklären.

Zu meinen Eltern habe ich während der gesamten Kinder-
und Jugendzeit nie ein vernünftiges oder auch nur halbwegs liebevolles Verhältnis aufgebaut. Wir lebten be-

ziehungslos nebeneinander her. Unsere Beziehungen re-
gelten sich durch die Frage der Macht. Ich entwickelte
aber auch einige Abwehrmechanismen, die es meinen Eltern unmöglich machten, an mich heranzukommen. Ich habe auch nie begriffen, daß meine große Schwester, wenn
sie von meiner Mutter eine Ohrfeige bekam, sich anschließend auch noch von ihr trösten ließ; ich habe da
immer mit großer Ablehnung und zum Teil auch mit Haß
reagiert und hätte mich niemals von meinen Eltern trösten lassen, egal was passiert wäre.

Ich war für meine Person so stark mit meiner Oma verbunden, die in meiner Phantasie sehr real existent war,
daß ich niemand anderen an mich heranließ. Heute finde
ich es äußerst erstaunlich, wie ein Mensch mit 5 Jahren
soweit kommen kann und diese Bindung an eine nicht mehr
vorhandene Person auch bis weit ins Erwachsenenalter
hinein aufrechterhalten kann. Meine Eltern haben bis
heute überhaupt keine Ahnung davon. Für sie war ich immer nur ein sehr schwieriges, undankbares und aufmüpfi-
ges Kind, welches sie nicht verstehen konnten.

Erst über 20 Jahre später erfuhr ich, was mit meiner
Oma wirklich passiert war. Die Frage in meinem Brief
lautete damals:

"Was hat Oma gemacht, als sie nicht mehr bei uns wohnte ? Lebt sie noch ?

Antwort: "Als Schwiegermutter von uns fortzog, weil
wir das kleine Zimmer für Deine Schwester und Dich
brauchten, bezog sie in Volksdorf ein Zimmer mit einer - nein - bei einer älteren Dame, mit der sie sich
aber auch nicht lange verstand und sich dann in ein
Altersheim (von der Kirche aus) einweisen ließ. Schwiegermutter ist im Juli 1972 gestorben und fast 98 Jahre alt geworden, sie ist an Altersschwäche und Herz-
versagen gestorben und liegt auf dem Friedhof neben

Schwiegervater (es wurde bei seinem Tode ein Doppel-
grab gekauft)."

An dieser Antwort hat mich besonders schockiert, daß
sie solange in derselben Stadt (über 20 Jahre lang) gewohnt hat und ich nichts davon wußte. Zum Zeitpunkt, als
ich dies erfuhr, war sie schon 1 1/2 Jahre tot und ich
konnte garnichts mehr ausrichten. Ich war zu spät gekommen.

Nach Aussagen von anderen Verwandten haben meine Eltern
meine Oma hinausgeworfen und ihr verboten, mich noch
einmal zu sehen. Für mich ist dieses auch die wahrschein-
lichere Version.

Nachdem meine Oma fort war, wurde ich auch wieder Bett-
nässer, was mir sehr viele Prügel einbrachte. Die Schläge waren aber nicht das Schlimmste, viel schlimmer war
für mich, daß mich meine Mutter vor allen Verwandten
und Bekannten damit aufzog und mich absolut lächerlich
machte.

Einige Wochen nach dem Verschwinden meiner Oma (es können auch Monate gewesen sein, so genau weiß ich das
heute zeitlich nicht mehr), erzählte uns meine Mutter,
daß wir ein neues Geschwisterchen bekommen würden. Meine große Schwester fand das "chic", ich aber haßte es,
lange vor der Geburt.

Meine Eltern freuten sich sehr auf dieses Kind, zumal
sie hofften, daß es nun endlich (nach zwei Mädchen)
ein Junge wird. Jetzt war ja Platz in unserer Wohnung,
da die Oma fort war. Bis heute habe ich noch nicht in
Erfahrung bringen können, ob sie meine Oma fortgeschickt
hatten, weil das Kind schon unterwegs war oder ob es andere Gründe waren.

Dieses Kind (es war ein Junge) kam tot auf die Welt, es
hatte sich einige Tage vor der Geburt an der Nabelschnur
erhängt und ein Teil des Leichengiftes war auch schon

in den Kreislauf meiner Mutter übergegangen. Die Entbindung fand zu Hause statt. Meine Schwester und ich lagen die ganze Zeit über im Nebenzimmer wach und warteten, was nun geschehen würde. Es war eine sehr qualvolle Nacht, weil wir auch nicht wußten, wie wir die Geräusche aus dem Entbindungszimmer deuten sollten. Der Arzt, der dann später hinzugerufen wurde, hatte meine Mutter schon aufgegeben; wie durch ein Wunder überlebte sie es.

Ein Bild bleibt bei mir unauslöschlich: Ich sah, wie das Neugeborene in seinem Sarg lag, der auf dem Flur stand. Ich weiß auch noch, daß ich eine fürchterliche Angst hatte, daß ich das Kind getötet hatte, weil ich mir das Kind weggewünscht hatte. Diese Angst grub sich sehr tief bei mir ein.

Zu dieser Angst kam für mich noch ein anderes Problem hinzu: Ungefähr seit dieser Zeit bis ungefähr zum Ende meiner Schulzeit plagten mich Nach für Nacht zwei verschiedene Alpträume:

1. Meine Eltern, meine Schwester und ich setzen uns in eine Straßenbahn ganz nach hinten in die Ecke (damals waren es noch nach hinten offene Wagen und hier war eine halbrunde Eckbank) und die Straßenbahn fährt los und mit ihr auch meine Eltern und meine Schwester. Nur ich bleibe auf der Straße sitzen, sehe die Straßenbahn wegfahren und höre auch noch, wie die drei sich fröhlich unterhalten und nicht merken, daß ich garnicht mehr bei ihnen bin. Ich kann aber nichts machen, da ich bewegungsunfähig bin und auch nicht rufen kann.

(Auch die MS lähmt !!!)

2. Meine große Schwester und ich schlafen in unserem Kinderzimmer, als es an der Tür klingelt. Wir gehen beide zusammen ängstlich hin und vor uns steht ein

riesengroßer Polizist und sagt uns, daß meine Eltern
dabei verunglückt und nun tot sind. Dabei erfaßt
mich zunächst ein ungeheures Glücksgefühl, das aber
bald von einem sehr schlechten Gewissen abgelöst wird,
ich wache schlagartig auf.

Diese beiden Träume hatte ich fast Nacht für Nacht, jahrelang. Ich wachte danach stets auf, schweißgebadet und
weinte dann sehr lange, bis ich vor Erschöpfung wieder
einschlief.
Meinen Eltern habe ich diese Träume nie erzählt, weil
ich Angst vor ihrer Reaktion hatte. Wenn ich in meiner
Phantasie mit meiner Oma über diese Träume sprach, dann
drohte sie mir jedesmal mit dem Zeigefinger und sagte
mir, daß ich so etwas Schlimmes nicht träumen dürfe.

Ich hatte immer ein sehr schlechtes Gewissen nach diesen Träumen, weil ich mich doch gefreut habe über den
Tod meiner Eltern (im Traum). Bei dem zuerst beschrie-
benen Traum hatte ich aber auch immer ein sehr schlechtes Gewissen, wußte aber nie, warum. Vielleicht war es
aber auch nur eine ungeheure Traurigkeit darüber, daß
ich nicht zu ihnen gehörte wie ich mir einbildete. Diese Einbildung ging sogar soweit, daß ich den Kindern auf
der Straße erzählte, daß ich gar nicht das Kind meiner
Eltern sei, sondern daß sie mich nur angenommen hätten
und irgendwann ginge ich zu meinen eigenen Eltern zurück. Als meine Mutter davon erfuhr, wurde ich "übers
Knie gelegt", dasselbe wiederholte mein Vater, als er
nach Hause kam und meine Mutter ihm von der Geschichte
erzählte. Meine Eltern fragten mich aber nicht und sprachen auch sonst kein Wort mit mir darüber, warum ich so
etwas sagen würde, warum ich das Gefühl hatte, nicht
zu ihnen zu gehören. Für sie war es nur eine bestrafens-
würdige "Frechheit", sonst nichts.

Seitdem sagte ich niemandem mehr diese "Wahrheit", sondern behielt sie für mich und glaubte auch noch lange
Zeit daran. Dieses muß ungefähr in der Zeit meiner Einschulung gewesen sein.

Wenn ich heute zurückblicke, so muß ich sagen, daß die
ganzen Jahre, in denen ich die Schule besuchte, diejenigen waren, in denen ich bewußt wahrnahm, wie sehr ich
unter der gesamten Situation litt. Es gab in dieser Zeit
viele Situationen, die mich meine Einsamkeit spüren
ließen und diese auch noch verstärkten. Es kamen immer mehr Frustrationen auf mich zu, die ich hinunter-
schluckte und über die ich mit niemandem (außer fiktiv
mit meiner Oma) sprechen konnte.

Obwohl meine große Schwester mir immer erzählte, wie
schrecklich es in der Schule sei, so habe ich mich
doch wahnsinnig auf die Schule gefreut. In erster Linie war ich darüber glücklich, daß ich endlich mit anderen Kindern in meinem Alter zusammensein würde. Kom-
mentar meiner Eltern damals dazu: "Das wird Dir schon
noch vergehen !"

Im Frühjahr 1954 wurde ich eingeschult. Einige Wochen
vorher ging meine Mutter mit mir zum Schulreifetest in
die Schule. Wahrscheinlich, weil sie sich mit mir
nicht blamieren wollte, putzte sie mich wie einen
"Pfingstochsen" heraus. Ich werde nie vergessen, was
ich damals anhatte: sehr derbe alte Schuhe, die blank-
poliert waren, darüber eine weiße, selbstgestrickte
Gamaschenhose und obendrein noch einen noch viel zu
großen selbstgestrickten Rock, einen zu kleinen Pullo-
ver, der zwickte und eine geflickte Strickjacke. Ins
Haar bekam ich ein rosa Schleifchen. Ich war über diesen Aufzug furchtbar unglücklich, ganz besonders über
die weiße Gamaschenhose, die ich überhaupt nicht aus-
stehen konnte und die kratzte.

Wir kamen in der Schule an, als gerade große Pause
und der Schulhof voller Kinder war. Einige von ihnen
lachten mich aus (ich habe es so empfunden, ob sie
wirklich mich meinten, kann ich nicht sagen), weil
ich so merkwürdig aussah. Ich begann zu weinen, und
meine Mutter begann mit mir zu schimpfen. Mir kam die-

ser Weg über den Schulhof wie ein reines Spießrutenlau-
fen vor. Als ich zum Test an der Reihe war, weinte ich
immer noch. Der Schulrektor fragte mich, warum ich
weinte, aber ich antwortete nicht. Den gesamten Test
über sprach ich kein Wort, meine Mutter antwortete statt
meiner und erklärte dem Rektor, daß ich ein wenig wei-
nerlich veranlagt sei. Ich merkte genau, daß sie sich
meiner schämte.

Ich trottete wie ein geprügelter Hund neben meiner Mutter her nach Hause. Daheim angekommen, gab es dann noch
einmal einen großen Krach wegen meines "unmöglichen Be-
nehmens" und meine Mutter meinte auch, daß ich das nur
getan hätte, weil ich ihr Schaden wollte.

Das war mein erster Kontakt mit der Schule, auf die ich
mich eigentlich so gefreut hatte.

Bis zur Einschulung hatte ich dieses Erlebnis einigermaßen überwunden. Diesmal durfte ich mir aber selbst
aussuchen, was ich anziehen wollte. Meine Mutter brachte mich zur Schule, ging dann aber gleich wieder nach
Hause. Auf dem Nachhauseweg wurde ich von Nachbarn mitgenommen, die auch noch Bilder knipsten mit meiner
Schultüte. Diesen Tag habe ich als recht angenehm in
Erinnerung.

Die Schule machte mir Spaß (besonders die Pausen, weil
dies meine einzige Möglichkeit war, mit anderen Kindern
zu spielen) und ich kam auch im Unterricht recht gut
mit. Anfangs begann ich immer zu weinen, wenn ich aufgerufen wurde und brachte dann auch kein Wort heraus,
was sich aber langsam legte. Mit kleinen Erfolgserleb-
nissen wuchs auch mein Selbstvertrauen.

Nach einem halben Jahr führte meine Lehrerin den ersten Elternabend durch, zu welchem meine Mutter auch
hinging. Ich weiß bis heute nicht, was eigentlich an
diesem Abend passiert war, aber ich nehme an, daß mei-

ne Lehrerin meine Mutter auf mein Verhalten hin angespro-
chen hat. Ich weiß nur, daß meine Mutter am nächsten Tag
furchtbar über meine Lehrerin schimpfte und meine Eltern
sich überlegten, ob sie mich nicht in die Parallelklas-
se versetzen sollten. Ich war darüber sehr entsetzt,
weil ich auch keinen Grund hierfür sah. Ich hatte mich
sehr gut in diese Klasse (und besonders mit der Lehrerin)
eingelebt und wollte auf jeden Fall dortbleiben.

Hätten meine Eltern nicht eine so furchtbare Angst vor
den Behörden gehabt, dann hätten sie mich sicherlich
auch umgeschult, so aber taten sie garnichts (außer
meine Lehrerin immer wieder schlecht zu machen). Bis
zu meiner Schulentlassung sind meine Eltern zu keinem
Elternabend mehr hingegangen, auch nicht zur Entlassungs-
feier.

Dieses Verhalten finde ich umso unverständlicher, als
meine Eltern sowohl bei meiner großen Schwester (sie
war hin und wieder vom Sitzenbleiben bedroht), als auch
später bei meiner kleinen Schwester zu den Elternabenden
hingingen und sich auch um die Schularbeiten kümmerten.

Meine Lehrerin, die ich während der gesamten 9 Schul-
jahre hindurch hatte, hat mein Leben wesentlich mit-
geprägt. Als ich zur Schule kam, war sie 53 Jahre alt
und wurde mit unserer Schulentlassung pensioniert.

Für meine Empfindungen hatte sie sogar Ähnlichkeit mit
meiner Oma. Wahrscheinlich habe ich aber die Emfpindun-
gen zu meiner Oma unbewußt auf sie übertragen. Jedenfalls hatte ich eine sehr enge Bindung zu ihr. Wie sie
mich empfunden hat, liegt für mich bis heute völlig im
Dunklen. Ich nehme an, daß sie eine solche Beziehung,
wie ich sie von ihr wollte, für sich ablehnte, aber
andererseits verstand sie mich sehr gut und ging auf
meine persönlichen Bedürfnisse und Probleme ein.

Sie sagte mir viele ihrer Hinweise und Ratschläge
"durch die Blume", indem sie sie in den Unterricht
einfließen ließ. Mit mir selbst unterhielt sie sich
über mein Verhalten nie direkt. So erinnere ich mich
gut an eine Begebenheit: Eine Klassenkameradin wollte
unbedingt meine Freundin sein (sie war eine sehr
schlechte Schülerin) und klammerte sich ziemlich stark
an mich. Ich half ihr auch, wo ich nur konnte. Daraufhin setzte meine Lehrerin uns auseinander. Nachdem wir
in den Pausen immer noch zusammenwaren, wählte sie di-
rektere Mittel, um mir mitzuteilen, daß ich diese Bindung aufgeben sollte. Nach einem Diktat nahm sie die
Arbeit meiner Freundin vor und zerpflückte sie. Sie mal-
te ihre Schriftzeichen an die Tafel und sagte dazu, daß
so nur jemand Buchstaben malen könne, der sich an etwas
klammert, das er unbedingt haben will. Die Schriftzeichen waren nur Krallen. Sie krallten sich in etwas fest,
was sie garnicht dürften.

Ich hatte ihren "Wink mit dem Zaunpfahl" verstanden.
Ich wußte genau, was sie meinte, bin mir aber auch sicher, daß dies bei uns in der Klasse ansonsten niemand
verstanden hatte. Es war ihre Art der Unterhaltung mit
mir, die sich relativ häufig wiederholte.

Arbeitete ich z.B. nach ihrer Ansicht einige Zeit nicht
genügend im Unterricht mit, dann setzte sie einen Aufsatz an z.B. mit dem Thema: "Was ich in meiner Freizeit
mache" oder "Meine Familie und ich". Sagte ich diesem
Aufsatz nicht, was sie hören wollte, dann verkündete
sie vor der Klasse, daß es Schüler gäbe, die nicht bereit seien, etwas von sich zu erzählen. Dabei sah sie
mich mit einem durchdringenden Blick an, und ich wußte
wieder Bescheid.

Es war ein sehr ungewöhnliches Verhältnis zu meiner
Lehrerin. Einerseits hatte ich das Gefühl, daß sie regen Anteil an meinem Leben nehmen würde und anderer-

seits war sie auch mir gegenüber so ablehnend, daß sie
das direkte Gespräch nur im Notfall suchte. Wenn sie
direkt mit mir sprechen wollte, suchte sie einen Grund,
um mich nachsitzen zu lassen. Sie wartete dann stets,
bis alle Kinder das Schulgebäude verlassen hatten und
sagte mir dann kurz und bündig ihre Meinung. Anschlies-
send schickte sie mich nach Hause. Dieses Nachsitzen
kam aber relativ selten vor, meistens sagte sie mir
dann, daß neue Schulbücher angekommen seien (sie hatte
das Amt, die neuen Bücher für die ganze Schule zu ver-
teilen usw.) und ich sollte ihr helfen, sie zu ordnen.
Ich habe sehr viele Stunden damit verbracht (es waren
mehr als tausend Schüler an dieser Schule), dieses Amt
auszuführen, während sie Unterricht hielt, von dem sie
mich befreite. Nach der Schule gab sie mir dann eine
kurze Erklärung, was sie im Unterricht gemacht hatte.
Ich habe durch diese ausgefallenen Stunden nie Schwierigkeiten bekommen. Ich habe diese Aufgabe auch immer
sehr gern erledigt. Meine Mitschüler wußten meistens
gar nicht, wo ich war.

Ich glaube heute, ich habe meine Lehrerin angehimmelt
und mir in meiner ganzen Schulzeit immer mehr erhofft,
als sie bereit war, mir zu geben. Ich halte es für
sehr wahrscheinlich, daß ich in ihr die Fortsetzung
meiner Beziehung zu meiner Oma gesucht hatte. Ich habe meine Lehrerin damit wahrscheinlich überfordert.
Sie ist zwar auf meine direkten, konkreten Bedürfnisse
nicht eingegangen, aber heute glaube ich, daß sie mir
trotzdem einen Halt geboten hat, den ich brauchte und
der mich meine ganze Kindheit hindurch wie ein Stütz-
korsett begleitet hat.

Die Feindschaft zwischen meinen Eltern und meiner Lehrerin habe ich als Kind nur schwer verkraften können.
Ich verteidigte meine Lehrerin daheim, auch dann noch,
wenn ich mal eine fürchterliche Wut auf sie hatte.

Es war fast dieselbe Situation wie mit meiner Oma. Meine Mutter haßte genau den Menschen, der mir am nächsten stand; sie nahm auch jede Gelegenheit wahr, sie zu beschimpfen. Hatten wir Schulaufgaben auf, so schimpfte sie darüber, daß meine Lehrerin viel zu viel von uns verlangen würde (die Zeit für die Schulaufgaben ging immer von der Hausarbeitszeit ab), hatten wir keine auf, so war dies für sie ein Beweis dafür, daß sie als Lehrerin unfähig war. Zwischen meiner Mutter und mir fand ein ständiger Kampf um meine Lehrerin statt. Beruhigend fand ich für mich, daß meine Mutter sich auf keinen Fall mehr zu einem Elternabend oder einer sonstigen Besprechung in die Schule trauen würde und somit die Auseinandersetzungen nur mittelbar stattfanden.

Zu Beginn meiner Schulzeit freundete ich mich mit zwei Mädchen aus der Nachbarschaft an. Meinen Eltern gefiel das garnicht, weil die Väter dieser beiden Mädchen zwar auch bei der Post arbeiteten (wir wohnten in einem riesigen Gebäudekomplex, der von der Post-Genossenschaft errichtet wurde) aber in der gehobenen Laufbahn waren, mein Vater aber im einfachen Postdienst begonnen hatte und sich bis zum mittleren Dienst hochgearbeitet hatte. Er empfand diese beiden Väter als Chefs, obwohl sie in anderen Ämtern beschäftigt waren. In der Schule war ich trotzdem mit diesen beiden Mädchen zusammen. Aber ich war immer nur das "dritte Rad am Wagen" und wurde nur in der Schule bei den beiden geduldet. Zu Hause durfte ich nicht mit ihnen spielen. So blieb es immer eine recht oberflächliche Freundschaft, die sich privat auf Kindergeburtstage beschränkte.

Diese Freundschaft wurde auch abrupt unterbrochen, als die beiden die Prüfung zum Gymnasium bestanden und ich diese Prüfung erst garnicht ablegen durfte. Ich sah sie danach nur noch selten, denn sie wollten mit mir nichts mehr zu tun haben, da sie ja zur höheren Schule gingen und ich in der "Dummen-Schule" verblieb.

Mir hat das damals sehr weh getan, zumal ich ihnen vorher in der Schule recht viel geholfen hatte und sie
auch des öfteren bei mir abschreiben ließ. Mir war das
alles unverständlich, weil ich nicht begreifen konnte,
daß ich jetzt ein anderer Mensch geworden sein sollte
(ein minderwertiger).

Zu meinen Mitschülerinnen und Mitschülern hatte ich
schon deshalb nie viel Kontakt, weil ich privat nicht
mit ihnen verkehren konnte. Im großen und ganzen hatte
ich aber auch so gut wie keine Schwierigkeiten, weil
ich immer bereit war, anderen beim Lernen und bei
Klassenarbeiten zu helfen und sie mir dies hoch anrech-
neten. Außerdem war ich eine ausgezeichnete Sportlerin,
was mir besonders bei den Jungs einiges Ansehen einbrachte.

Vor allem gegen Ende meiner Schulzeit nahm ich in der
Klasse eine besondere Stellung ein. Ich war beim größten Teil meiner Mitschüler so eine Art Beichtvater und
Lebensberater. Wenn einer Kummer hatte oder auch privat oder schulisch nicht weiterwußte, kam er zu mir
und ich unterhielt mich ausgiebig mit ihnen. Ob den
anderen diese Gespräche etwas geholfen haben, weiß ich
wirklich nicht, aber meistens hörten sie auf meine Ratschläge.

Unsere Klasse hatte aber auch extrem große (für die da-
malige Zeit) Probleme, weil bei uns ab der 7. Klasse
Alkohol, Drogen und Abtreibungen eine wichtige Rolle
spielten. Die Mitschüler erzählten mir alles, weil sie
bei mir sicher waren, ich würde es keiner Autoritäts-
person weitersagen und mein Wissen auch sonst nie aus-
nutzen würde. Vielen riet ich damals, sich vertrauens-
voll an ihre Eltern (oder Onkel, Tanten usw.) zu wenden (in meiner Lage eine Schizophrenie, da dies für
mich selbst absolut undenkbar war), einige taten es auch.

Heute begreife ich überhaupt nicht, wie ich eine solche
Rolle spielen konnte, da ich von solchen Dingen (zumindest durch eigenes Erleben) gar keine Ahnung hatte. Ich
war damals noch ein kleines Mädchen, das das Leben nur
aus Erzählungen und Büchern kannte. Da ich aber miter-
lebte, wie schlecht es meinen Mitschülerinnen ging, kam
ich nie auf die Idee, es selbst auszuprobieren. Ich habe
sie auch nie beneidet, weil sie schon so viel erlebt
hatten, sondern hatte nur tiefempfundenes Mitleid mit
ihnen. Ich selbst habe mich in meiner ganzen Schulzeit
nie jemandem anvertraut, ich kannte niemanden, an den
ich mich hätte wenden können.

Es war überhaupt ein sehr merkwürdiges Verhältnis zu
den Klassenkameraden, ich fühlte mich voll anerkannt,
aber nicht zu ihnen gehörig. Mich würde heute interessieren, wie sie mich überhaupt gesehen und empfunden
haben.

In der Schule gehörte ich schon ab dem 1. Schuljahr zu
dem Drittel, das die besten Noten hatte. Ungefähr ab
dem 3. oder 4. Schuljahr verlangte meine Lehrerin von
mir, daß ich jede Klassenarbeit von meinen Eltern un-
terschreiben ließ, unter der stand: "Beste Arbeit".
Für mich war dies immer ein Greuel, weil meine Eltern
davon absolut nicht begeistert waren, sondern mich viel
mehr als Streber bezeichneten. Mir tat das immer sehr
weh, weil ich mich überhaupt nicht als solchen empfand.
Meine Mutter begann dann, meinen Lerneifer einzudämmen
und mir z.B. das Lesen zu verbieten und zum Teil auch,
einige Schulaufgaben zu machen. Sie erklärte sie einfach für "blödsinnig"; so etwas sollte ich nicht machen.
Sie sagte mir dann immer, daß es viel wichtigere Dinge
gibt, wie z.B. das Staubsaugen in der Wohnung oder das
Treppenhaus saubermachen. Sowie ich Schulaufgaben machen
wollte, bekam ich neue Hausarbeit.

Ich nehme an, daß meine Lehrerin mit dieser Maßnahme
helfen wollte; erreicht wurde aber nur das genaue Gegenteil.

Dieses Problem hat meine Mutter aber nie so gesehen und
auch heute sieht sie es völlig anders als ich. Auf meine
briefliche Frage nach den Schulaufgaben hat sie geant-
wortet:

"In den ersten Schuljahren habe ich Dir bei Deinen Schulaufgaben geholfen, manchmal auch Deine große Schwester,
später hattest Du bei Deiner Lehrerin aber schon besondere Arbeiten zu machen (Mappen, lange Berichte usw.)
und die hast Du dann immer abends gemacht, weil Du der
Meinung warst, dann könntest Du am besten arbeiten und
das dauerte dann auch oft bis in die frühe Nacht (etwa
23 bis 24 Uhr), aber wie gesagt, das war erst in den
letzten Jahren."

Es stimmt, daß ich die Schulaufgaben lieber in den Abendstunden gemacht habe, aber ich machte sie deshalb so
spät, weil meine Eltern dann schon im Bett waren und
ich ungestört war. Es gab deshalb auch immer wieder Streit,
weil meine Eltern behaupteten, daß ich für das Licht
nachts zuviel Strom verbrauchen würde. Manchmal standen meine Eltern auch nachts auf und knipsten mir einfach das Licht aus, gleichgültig ob ich fertig war oder
nicht.

In den ersten Schuljahren war der Streit um das Schul-
aufgabenmachen aber noch viel gravierender. Ich war
in unserer Familie die einzige, die nach der Ganz-Wort-
Methode unterrichtet wurde, was meine Mutter überhaupt
nicht verstand und sich ständig bemühte, mir ihre Methode beizubringen und alles andere, was "die" (Lehrerin) mir beizubringen versuchte, zu vergessen. Immer,
wenn meine Mutter mir bei den Schulaufgaben "helfen"
wollte, gab es fürchterlichen Streit. Wenn sie es dann
voller Wut aufgab, mir etwas "Vernünftiges" beizubringen, begann ich mit meinen eigenen Schulaufgaben.

Es gab aber auch Zeiten (besonders in den ersten Jahren),
wo ich mich nach ihren mißglückten Versuchen ins Bett

schickte, weil sie der Ansicht war, daß ich ohnehin
nichts begreifen würde und auch nicht wollte. Dann maeh-
te ich meine Schulaufgaben mit der Taschenlampe unter
der Bettdecke. Wenn meine Schwester zufällig wach wurde (aber meistens brauchte sie viel Schlaf und hatte
auch einen guten), dann sagte sie es meinen Eltern und,
es setzte gehörige Ohrfeigen dafür. In meiner Trotzre-
aktion machte ich dann erstrecht weiter.

Ganz schlimm wurde es für mich, als die Prüfung für die
Aufnahme im Gymnasium anstand. Meine Lehrerin gab Extra-
Unterrichtsstunden für diejenigen, die die Prüfung ablegen wollten; auch ich nahm daran teil. Der neue Lehr-
stoff machte mir großen Spaß, ich fand ihn viel interes-
santer als den normalen Unterrichtsstoff. Ich rechnete
ganz fest damit, daß ich diese Prüfung ablegen und auch
bestehen würde (meine Lehrerin auch). Meine Eltern merk-
ten nicht, daß ich am Zusatzunterricht teilnahm, denn
sie kannten nicht einmal meinen normalen Stundenplan.

Als ich mit dem Formblatt, das meine Eltern unterschrei-
ben sollten, nach Hause kam, gab es einen großen Krach.
Ich weinte jämmerlich in meinem Bett und machte dann
auch noch einige Versuche, meine Eltern umzustimmen.
Es half alles nichts. Auch mein Versuch, mit einem Hun-
gerstreik etwas zu erreichen, schlug fehl. Eine Woche
vor dem Prüfungstermin meldete meine Mutter mich in der
Schule krank und sperrte mich 14 Tage lang zu Hause ein.
Danach war sie sicher, daß ich nicht mehr zur Prüfung
gehen konnte, und ich durfte wieder normal zur Schule
gehen.

Ungefähr ein halbes Jahr lang zog ich mich von allen
Menschen völlig zurück, sprach fast nichts, aß fast
nichts, machte keine Hausaufgaben mehr und arbeitete
auch in der Schule kaum noch mit. Außer meiner Lehrerin
registrierte dies nach meinem Empfinden aber niemand.
Meine Eltern meinten nur manchmal, daß ich ziemlich
bockig und jetzt wohl im "Flegelalter" sei.

Ungefähr nach einem halben Jahr gab ich das auf und
nahm zumindest in der Schule wieder regen Anteil am
Geschehen. In meiner Familie gab es kein "normales"
Verhältnis mehr. Es bestand nach wie vor eine große
Spannung zwischen mir und meiner Familie; die gegen-
seitige Ablehnung wuchs.

Nach diesem Ereignis versprachen mir meine Eltern,
daß ich die Prüfung für die Realschule machen dürfte.
Als es dann soweit war (im 6. Schuljahr) begann der-
selbe Streit wie im 4. Schuljahr. Jetzt hatte ich aber
nicht mehr die Kraft, so konsequent wie früher gegen
den Entschluß meiner Eltern anzukämpfen. Nach dieser
zweiten Ablehnung reagierte ich phlegmatisch, nahm
meine Umwelt kaum noch zur Kenntnis und lebte nur
noch "in mir" und "mit mir", d.h. in meinen Wachträu-
men unterhielt ich mich zunehmend mit einem Menschen,
der mich versteht und der mich gern hat. Dabei ver-
blaßte das Bild meiner Oma langsam und nahm immer
wieder andere Gestalten an.

In dieser Zeit habe ich mir oft überlegt, ob ich einfach von zu Hause weglaufen sollte, aber meine Angst
vor "draußen" war mindestens so groß wie mein Kummer
"drinnen". So habe ich mich nie zum Weglaufen entschließen können.

Nach dieser großen Enttäuschung versprachen mir meine
Eltern, daß ich nach der Hauptschule auf die staatliche Handelsschule gehen dürfe (wie meine große Schwester), dort könne ich auch einen Abschluß mit mittlerer
Reife machen. Ich resignierte nur noch und glaubte
nicht an ihre neuerlichen Versprechungen. Ich war fest
davon überzeugt, daß sie, bis es soweit ist, sich schon
wieder eine neue Ausrede ausdenken würden.

So ähnlich kam es dann auch: Als ich in der neunten
Hauptschulklasse war, brachte das Postministerium eine neue Verordnung heraus, wonach Jugendliche ab dem

16. Lebensjahr ohne mittlere Reife sofort als Angestellte übernommen werden könnten. Das war genau das, was
meine Eltern anstrebten: Ohne Ausbildung möglichst
schnell viel Geld verdienen !

Ich war so voller Wut und Verzweiflung, daß ich meine
Eltern nur noch haßte - und die Post dazu.

In dem schon mehrmals erwähnten Brief fragte ich meine
Mutter:

"Warum habe ich die Prüfung zur Oberschule bzw. Mittelschule nicht gemacht ?"

Antwort: "Prüfung zu Ober- bzw. Mittelschule ? Damals
war der Besuch noch mit Schulgeld verbunden, das konnten wir finanziell nicht und - Dein Bestreben ging auch
garnicht unbedingt dahin - ganz im Gegenteil, in den
letzten Schuljahren war Dir auch die Schule ziemlich
zuwider, Du warst unlustig und immer froh, wenn Du nicht
hinbrauchtest."

Welch unterschiedliche Beurteilung derselben Begebenheiten ! Daß meine Eltern Schulgeld bezahlen müßten,
das haben sie mir damals auch schon immer vorgehalten.
Noch bevor ich eingeschult wurde, war das Schulgeld für
unser Bundesland abgeschafft worden. Das Schulgeld kannten meine Eltern wahrscheinlich noch aus ihrer eigenen
Kindheit; daß sich nach dem Kriege einiges geändert
hatte, haben sie vielleicht nicht mitbekommen. Ganz
sicher hätten meine Eltern mehr Geld in mich investie-
ren müssen, wenn ich die Oberschule besucht hätte (ich
hätte wesentlich später Geld nach Hause gebracht); ihre
Begründung aber war unrichtig. Sicherlich wären sie dann
auch nicht die ersten in unserer Straße gewesen, die
einen eigenen Fernseher besitzen; vielleicht wären sie
dann erst die 4. oder 5. Fernsehbesitzer gewesen.

Meine Mutter hat auch nie eingesehen, daß sie es war,
die versucht hat, mir die Schule zu verleiden. Es

stimmt auch nicht, daß ich froh darüber war, wenn ich
nicht hinbrauchte. Dies hat sie mir immer versucht ein-
zureden, weil sie mich nämlich immer in der Schule krank-
meldete, wenn sie irgendwo auf dem Postamt Überstunden
machen konnte und einen Babysitter für meine kleine
Schwester brauchte (kostenlos natürlich).

Sie haben uns immer nur als Unkosten-Faktor, als "Geld-
Fresser" angesehen, die ihnen das beste im Leben rauben.
Ich frage mich, warum meine Eltern überhaupt Kinder in
die Welt gesetzt haben.

Zwischenmenschliche Beziehungen kontra Machtfrage

Es waren aber nicht nur meine Schul- bzw. Ausbildungs-
probleme, die mich in Verzweiflung und Resignation verfallen ließen, es waren vor allem die zwischenmenschli-
chen Beziehungen, dieses Miteinander-umgehen, was mich
psychisch und physisch an den Rand des Zusammenbruchs
brachte.. Sie raubten mir zeitweise den letzten Rest
meines kleinen Selbstvertrauens und bewiesen mir immer
wieder, daß ich hier ungewollt war und nicht hierher
gehörte.

Solange ich zurückdenken kann, verstanden sich meine
Eltern nie gut, sie stritten sich grundsätzlich, wenn
sie gemeinsam mehrere Stunden zu Hause waren. Es gab
kein Problem oder Thema, über das sie nicht streiten
konnten. Ein Punkt war aber immer mitentscheidend: es
war die finanzielle Frage. Zu Beginn der Ehe meiner Eltern hatte mein Vater das gesamte Geld verwaltet und
meine Mutter bekam ihr Haushaltsgeld zugeteilt. Nach
dem Kriege verschoben sich langsam die Machtpositionen
zwischen ihnen, und meine Mutter wollte nun das gesamte
Familiengeld verwalten.

Der Kampf darum zog sich über Jahre hin, bis meine Mutter eines Tages ihren letzten Trumpf ausspielte: sie
setzte meine große Schwester und mich auf den Küchen-
tisch, schloß die Küchentür ab, drehte den Gashahn auf
(nicht zu weit, damit ihr nicht wirklich etwas passierte),
setzte sich zwischen uns und umklammerte uns. Sie wußte
genau, wann mein Vater heimkam. Er war zum Glück auch
pünktlich (auf die Straßenbahn ist eben Verlaß) und
brüllte - für mich Unverständliches - durch die Küchentür. Ich weiß nur noch, daß meine Mutter immer zurück-
brüllte: "Die Kinder nehme ich mit, die kriegst Du
nicht". Ich wollte immer hinauslaufen zu meinem Vater,
aber meine Mutter hielt uns festumklammert. Ich erinere

mich auch noch daran, daß meine große Schwester meine
Mutter ständig anbettelte, sie möge doch wieder lieb
sein. Mit uns Kindern sprach meine Mutter kein einziges
Wort - weder vorher noch nachher. Daß auch wir Kinder
Menschen mit Gefühlen sind, daran hat meine Mutter nie
gedacht.

Dann war meine Hose naß und mein Vater schlug die Küchentür ein. Seitdem verwaltete meine Mutter das gesamte Familieneinkommen.

Solche Vorfälle haben sich dann noch oft wiederholt.
Meine Mutter hat aber nie wieder versucht, uns Kinder
"mitzunehmen", wir wurden stattdessen in anderer Form
daran beteiligt: Bei vielen Streitigkeiten nahm meine
Mutter sich ein dickes Seil und den Dachbodenschlüssel
(beides lag immer parat) und rannte hinauf. Zuerst
schickte mein Vater dann immer meine große Schwester
hinterher; wenn beide nach einer viertel Stunde nicht
wieder unten waren, wurde ich hinterhergeschickt. War
dies der Fall, dann fand ich meine Schwester immer wei-
nend und bettelnd vor meiner Mutter stehend, die auch
schluchzte und sie streichelte. Ich habe das nie fer-
tiggebracht. Ich fragte dann immer nur, ob sie denn
bald wiederkommen werden. Ich spürte zwar bei diesen
Szenen die ungeheure Spannung, die über allen lag, war
aber selbst nie so berührt, daß ich hätte weinen können.
Die Wut und Verzweiflung lähmten mich. Besonders als
ich älter war, dachte ich immer wieder: "Warum macht
sie es denn nicht endlich ?", wobei mir aber immer
klar war, daß sie es doch nie tun würde. Ich habe mir
auch nie ernstliche Sorgen um das Leben meiner Mutter
gemacht, weil ich immer davon überzeugt war, daß sie
es ja gar nicht wollte, sondern immer nur vortäuschte,
um meinen Vater unter Druck zu setzen.

Nach ein paar Jahren schien ihr diese Methode wohl
doch etwas zu unglaubwürdig, und sie ging dazu über,

den Strick wegzulassen und stattdessen nur noch anzu-
kündigen, daß sie fortgeht und nicht mehr wiederkommt.
Die Hausschlüssel vergaß sie dabei nie (ich habe immer gleich nachgesehen; wenn sie Hausschlüssel mit-
nahm und sich im Winter einen warmen Mantel übergezo-
gen hatte, war ich immer beruhigt). Wieder wurde meine große Schwester hinterhergeschickt, um sie auf den
nächtlichen Straßen zu suchen. Oft wartete meine Mutter an der nächsten Straßenecke auf sie und sie machten einen gemeinsamen Spaziergang, bei dem meine Mutter meine Schwester ihr Herz ausschüttete. Ich finde,
das war eine reichliche Zumutung für eine 10- bis 15-
jährige.

Wenn meine Schwester von diesen Ausflügen zurückkam,
erzählte sie mir alles, was meine Mutter ihr berichtet
hatte und wir haben viele Nächte darüber diskutiert,
was wir hier wohl ausrichten könnten. Oft gerieten wir
beiden dabei auch in Streit, weil meine Schwester immer ganz und gar auf Seiten meiner Mutter stand, ich
aber oft Kritik übte am Verhalten meiner Mutter.

Um diese nächtlichen Ausflüge habe ich mich nie viel
gekümmert (außer den anschließenden Unterhaltungen).
Es war mir eigentlich ganz egal, was aus meiner Mutter wird. Ich hatte überhaupt keine Lust, ihre Spielchen mitzuspielen und sie zu trösten und sie zu be-
dauern. Manchmal wünschte ich auch, daß sie garnicht
wiederkommen würde, weil dann endlich Ruhe wäre. Meine Mutter wußte auch sehr gut, daß sie in mir keinen
Bündnispartner gegen meinen Vater finden würde. Für
meinen Vater war ich dies allerdings auch nicht.

Wenn ich mir heute überlege, wie meine Eltern miteinander umgegangen sind, dann denke ich mir, daß es für
sie auch eine sehr schlimme Zeit gewesen sein muß.
Begriffe wie: Geborgenheit, Liebe, inneren Frieden
und Ruhe, Zufriedenheit und Ausgeglichenheit haben
sie wohl nie gekannt. Mir ist nicht bekannt, ob sie

es bis heute kennengelernt haben. Alle zwischenmenschli-
chen Beziehungen waren von Angst, Aggression, Haß, Neid
und Machtkämpfen geprägt. Ich habe viele Jahre (und viel
Lernarbeit) gebraucht, um diese negativen Vorzeichen in
positive umzuwandeln.

Ich bin damals auch deshalb von zu Hause ausgezogen,
weil ich mich vor dieser Art meiner Mutter fürchtete:
"Wer nicht für mich ist, der ist gegen mich". Sie er-
hob uns allen gegenüber immer einen Absolutheitsanspruch,
der für mich jedes positive Gefühl ausschloß. Es fiel
mir auch in der Zeit unseres "Waffenstillstandes" sehr
schwer, mich länger mit meiner Mutter zu unterhalten,
weil sie keinen Widerspruch duldete und schon eine nicht
erfolgte Bestätigung ihrer Meinung für sie eine Kampfansa-
sage bedeutete. Ich hatte den Eindruck, daß sie sich
für einen kleinen "Gott" hielt, der "keine anderen Göt-
ter neben sich" duldete. Sie kämpfte vor allem mit dem
Gefühl (nicht rational greifbar) und der Zerstörung
von Gefühlen. Mein Vater war diesem Kampfmittel nicht
gewachsen, er resignierte irgendwann (ungefähr zu der
Zeit, als ich aus der Schule kam) und gab dann seine
Selbstbestimmung an meine Mutter ab. Das äußerte sich
folgendermaßen: er konnte im Beisein meiner Mutter
nichts tun, ohne daß sie ihm Verhaltensmaßregeln gab.
Einige stereotype Redenswendungen habe ich noch heute
im Ohr wie etwa: "Sitz gerade !", "Schlag die Beine
nicht übereinander, die Hose wird kraus !", "Benutze
auch das Messer beim Essen !", Iß langsamer !", "Trink
nicht so hastig !", "Schnauf nicht so laut !" usw.,
usw. Mein Vater hatte bald nicht mehr die Kraft, diesen ständigen Wiederholungen der Befehlssätze etwas
entgegenzusetzen (er war damals schon fast 60 Jahre
alt). Mir sagte sie so etwas schon lange nicht mehr,
weil ich dann immer anfing, mit ihr über den Sinn solcher Befehle zu diskutieren. Da sie ihre Anweisungen
aber nicht begründen konnte, gab sie es bei mir auf.
Ich habe oft großes Mitleid mit meinem Vater empfunden und habe auch des öfteren den Versuch gemacht,

mich mit ihm zu solidarisieren. Dazu war es aber wohl
schon zu spät, denn er war schon ziemlich hilflos und
hatte Angst davor, von meiner Mutter alleingelassen zu
werden.

In meiner Jugendzeit hatte ich immer die Befürchtung,
daß ich unbewußt diese innerfamilialen Verhaltenswei-
sen übernehme und einfach wiederhole. Um nicht in diese
Gefahr zu kommen, habe ich oft das genaue Gegenteil davon gemacht. Es hat recht lange gedauert, bis ich das
erkannt habe. Heute allerdings glaube ich auch über diese Gefahrenklippe hinweggekommen zu sein.

Doch zunächst noch etwas zum Verhältnis meiner Eltern
zu "Außenstehenden", was ich mehr oder weniger übernommen hatte. Mein Verhältnis zu "Außenstehenden" machte
mir sogar im Erwachsenenalter noch viele Schwierigkeiten und - so glaube ich zumindest - habe ich lange Zeit
noch kein so starkes Selbstvertrauen entwickeln können,
daß mein Verhältnis "Fremden" gegenüber unproblematisch
gewesen wäre. Es traten immer wieder Situationen auf, in
denen ich mir selbst Mut zureden mußte, um damit fertigzuwerden.

Nach der Geburt meiner kleinen Schwester nahm meine Mutter merklich an Fülle zu, was sie einerseits recht unglücklich machte, was sie aber nicht dazu veranlaßte,
sich mit dem Essen einzuschränken. Das ging soweit, daß
sie sich nicht mehr traute auszugehen oder sich sonst
irgendwo sehen zu lassen. Ferner schämte sie sich meines Vaters, weil er einen "einseitigen Busen" bekam (es
hatte ich ein gutartiger Tumor an der linken Brustsei-
te gebildet).

So kam es, daß meine Eltern sehr starke Ängste entwickel-
ten, überhaupt noch unter Menschen zu gehen. Die jeweiligen Kollegen kannten meine Eltern nicht anders, das
machte ihnen also keine Schwierigkeiten. Neue Bekannt-
schaften hingegen wurden aufs strengste vermieden. Da
meine Mutter ohnehin so gut wie mit allen aus der Ver-

wandtschaft zerstritten war (einschließlich ihrem eigenen Vater, weil er es gewagt hatte, wieder zu heiraten,
nachdem seine Frau verstorben war), kam sie auch nicht
in die Verlegenheit, weitere verwandtschaftliche Bande
zu pflegen.

Es kam dann der Zeitpunkt, an dem wir wirklich zu niemandem mehr Kontakt hatten (meine Eltern hatte zu der
Zeit schon ihren Fernseher, der sie vollkommen befrie-
digte) und unsere Familie vollkommen isoliert war (bis
auf einen Hausfreund).

Ich kann mich noch sehr gut an eine Szene erinnern, als
meine Eltern beschlossen, doch mal wieder eine ehemals
befreundete Familie aufzusuchen. Wir marschierten also
alle an einem Sonntag nachmittag los und fanden auch
die richtige Straße, das Haus und das Namensschild dieser Leute. Weder mein Vater noch meine Mutter trauten
sich zu klingeln, weil sie nicht wußten, was sie sagen
sollten. Nach ungefähr einer halben Stunde (vor der Tür
stehend) beschlossen meine Eltern, daß wir Kinder hinauf-
gehen und fragen sollten, ob sie zu Hause seien (wir
kannten sie nicht). Dann meinten sie auch wieder, daß
das albern sei, stritten sich noch ein wenig, und nach
ca. einer halben Stunde gingen wir wieder nach Hause.

Ein anderes Beispiel: Wenn die Haustürklingel anschlug,
wurden wir Kinder an die Tür geschickt, meine Eltern
stellten sich hinter die Tür und lauschten, wer da
wohl etwas wollte. Meistens schüttelten sie den Kopf
und wir mußten sagen, daß niemand zu Hause sei. Später
dann in der neuen Wohnung benutzten meine Eltern den
Türspion, durch den sie lange schauten, dann lange darüber diskutierten, ob sie nun zu Hause seien oder
nicht und dann manchmal die Tür öffneten. Oft war dann
der Besucher schon fort. Meine Mutter gab immer den Besuchern die Schuld, weil sie nicht lange genug gewartet
hätten. Oft überließen sie auch die Entscheidung den
Besuchern; nur wer Geduld hatte, wurde eingelassen.

Ein entsprechendes Verhalten war dann auch bei mir zu
beobachten. Wenn mich ein fremder Mensch auf der Straße
ansprach - beispielsweise nur nach dem Weg fragte - sah
ich ihn entsetzt an, bekam Angst, begann zu weinen und
rannte nach Hause.

Wir wurden auch so erzogen, daß wir in jedem fremden
Mann einen "Mitschnacker" sehen sollten, der uns Böses
antun wollte. Aber diese Einstellung sollten wir nicht
nur Männern gegenüber haben, auch Frauen und anderen
älteren Kindern gegenüber.

Wir bekamen auch streng verboten, mit einem Menschen
außerhalb unserer Kleinfamilie über uns, unsere Probleme und vor allem über unsere finanzielle Situation zu
sprechen. Aber gerade die finanzielle Frage finde ich
unsinnig, weil sie vollkommen an der Wirklichkeit vor-
beigeht, denn wir wohnten in einem Postghetto, jeder
wußte, in welcher Rangstufe mein Vater war und konnte
auf der Gehaltstabelle nachsehen, wieviel er verdiente.
Diese Geheimnistuerei ist mir heute noch ein Rätsel.

Wenn wir Kinder damals nach Hause kamen und irgendetwas erzählten, was andere Leute getan oder gesagt hatten, dann fielen meine Eltern darüber her, ohne zu wissen, welche Zusammenhänge oder Ursachen dafür vorhanden
waren. Es interessierte sie auch nicht, ihnen kam es
darauf an, zu zeigen, wie gut sie sind und daß sie immer und grundsätzlich im Recht sind und alle anderen
Menschen schlecht, gemein und hinterhältig sind- Für
sie waren vor allem diejenigen schlecht, die braunäugig,
schwarzhaarig und katholisch waren (dies alles war die
erste Frau meines Vaters gewesen). Als ich von zu Hause
ausgzogen war, hatte ich große Mühe, mir diese Vorur-
teile abzugewöhnen, sie waren tief in meinem Unterbe-
wußtsein verankert.

Sehr merkwürdige Formen nahm die Haltung meiner Mutter an, als sie die zwei Zentner überschritten hatte. Sie machte meinen Vater immer auf Frauen aufmerksam, die nach ihrer Ansicht dicker waren als sie, obwohl dies in den meisten Fällen garnicht der Fall war. So saßen sie dann im Sommer Abend für Abend auf dem Balkon, hinter Blumenkästen verborgen und mit dem Fernglas (Nachtglas, das sie sich extra dafür angeschafft hatten) in der Hand und zogen über die vorbeigehenden Menschen her, um sich und ihre Lebensweise bestätigen zu können.

Ein Beispiel noch für den Grundsatz "nie mit fremden Menschen über die Familie zu sprechen": Ich glaube, ich war gerade erst zur Schule gekommen, als mich Freundinnen meiner großen Schwester fragten: "Wen magst Du lieber, Deine Mutter oder Deinen Vater ?". Ich antwortete: "Meinen Vater", woraufhin meine große Schwester sehr böse wurde, mich ins Treppenhaus zog, mich verprügelte, dann zu meiner Mutter hinaufschleifte, und ihr alles erzählte. Ich erhielt dann meine zweite Tracht Prügel.

Aber meiner großen Schwester erging es einmal ähnlich: Sie erzählte in der Schule ihrem Lehrer, daß sie zu Hause immer verprügelt würde. Der Lehrer bestellte daraufhin meine Eltern in die Schule und fragte sie danach. Dann wurde meine Schwester erst richtig verprügelt.

Ich habe zwar auch als Kind gesehen, daß nicht alles so stimmt, wie meine Eltern uns erzählten und auch sich selbst vormachten, konnte aber nichts dagegen ausrichten. Ich durfte auch zu niemandem sagen, was ich nicht richtig finde, weder in der Familie noch außerhalb. Ich hatte nur einen einzigen Ausweg: ich mußte es mit mir selbst diskutieren. Noch lange Zeit neigte ich dazu, Probleme mit mir selbst auszutragen. Das war ein sehr großer Fehler ! Mich anderen Menschen gegenüber zu öffnen, hat sehr viel und harte Lernarbeit gekostet.

So wurde ich zu einem völlig in-sich-gekehrten, ver-
schüchterten kleinen Mädchen, das das Leben nur wie in
einem Kino wahrnahm, als einen Film, der vorbeilief,
den man nicht anhalten und in den man nicht eingrei-
fen konnte.

Aus diesem Bann habe ich mich als Kind nur befreien
können, während der drei Kinder-Kur-Aufenthalte. Ich
war dort der glücklichste Mensch auf der Welt, kam mit
den anderen Kindern und auch mit den "Tanten" gut zurecht und vermißte mein Elternhaus überhaupt nicht.
Ich weinte immer, wenn ich wieder nach Hause mußte.
Heime bedeuteten für mich als Kind die Freiheit.

Meine Mutter sah das allerdings immer ganz anders. Auf
die Frage: "Wie habe ich mich mit meiner älteren Schwester verstanden", antwortete sie: "Dein Verhältnis zu
Deiner Schwester während Deiner Kindheit war so, wie
sie bei Schwestern üblich ist - wenn Ihr unten spiel-
tet, war sie als 'Große' Dein Beschützer, wart Ihr
aber in der Wohnung, kam schnell Zank und wehe, wenn
Ihr aus irgendwelchen Gründen getrennt wart (etwa Klas-
senreise oder ähnliches), dann war das Heimweh nachein-
ander groß, ebenso, wie es überall ist."

Zwischen den Aussagen meiner Mutter und meinem eigenen
Erleben und Erinnerungen sehe ich keine Gemeinsamkeiten. Ich habe den Eindruck, daß meine Eltern nie gewußt haben, was ich fühlte oder dachte; es schien sie
auch nicht zu interessieren. So etwas wie Heimweh kenne
ich erst seit kurzem und zwar nach meiner "neuen Heimat",
die ich als einzige Heimat anerkennen kann. Bei meiner
früheren Familie habe ich nur so etwas wie "Fernweh"
gekannt, ich wollte immer fort von ihr.

Meine Mutter war immer der Ansicht, daß ohne sie nichts
laufen könne und sie allen anderen Menschen um sie
herum sagen müsse, "wo es langgeht". In ihrem Autori-
tätsanspruch hatte sie eine für sie sehr wertvolle Unterstützung: die Religion.

Meine Eltern sind evangelisch, und auch wir Kinder wurden alle evangelisch getauft. Meine Mutter meinte nun,
sie müsse uns auch "christlich" erziehen (was immer sie
darunter auch verstand). So lernten wir als kleine Kinder die Abendgebete sprechen und vor allem: daß Gott
allgegenwärtig ist.

Das hatte für sie - wahrscheinlich für die meisten Eltern, die sich "Christen" nennen - den Vorteil, daß ihre Verbote auch eingehalten wurden, wenn keine Autori-
tätsperson anwesend war. In diesen Fällen sprang "Gott"
als Überwachungsinstanz ein.

Heute erinnert mich die uns vermittelte Version von
"Gott" an das Buch und den Film von George Orwell "1984"
und die darin immer wiederkehrende Aussage: "The great
brother is watching you". Dort waren überall die alles
sehenden und alles registrierenden Fernsehaugen angebracht. Niemand konnte etwas tun oder denken, ohne daß
es registriert wurde.

Dort war es eine staatliche Allmacht, in meiner Kindheit war es eine ("göttliche") Autoritäts-Allmacht, die
hierdurch untermauert wurde.

Ich hatte bei allem, was ich tat, wirklich eine furchtbare Angst davor, daß dieser "Gott" mit meiner Mutter
zusammenarbeiten würde und damit die Strafe "auf dem
Fuße" folgen würde. Als ich begriff, daß der Weihnachts-
mann und der Nikolaus nur eine Erfindung der Autoritäts-
personen war, um mich brav zu halten, packte ich den
"lieben Gott" gleich dazu und verwarf alles gleichzeitig.

Später habe ich vor diesen "Autoritätsfiguren" nie mehr
Angst gehabt, ganz im Gegenteil: ich ließ meine Mutter
weiterhin ihre Einschüchterungsversuche machen und
"lachte mir eins ins Fäustchen", wenn sie auf diese
Wirkung baute.

Diese Erfahrung war für mich deshalb so wichtig, weil
ich mich bei meinen Gesprächen mit meiner Oma (die ja
später nur in meiner Phantasie stattfanden) von der Au-
toritätsperson "Gott" beobachtet und belästigt fühlte,
da ich fürchtete, er würde mich verpetzen.

Erst als ich für mich erkannte, daß dies eine von Autoritäten produzierte Figur (und keine real greifbare)
ist, war ich in der Lage, befreiende und offene Gespräche mit meiner Oma bzw. mir zu führen.

Ich gehöre heute keiner Religionsgemeinschaft mehr an.
Vielleicht wäre ich ein guter Christ geworden, wenn ich
die Gott-Figur nicht als eine solch perverse Autoritäts-
figur erlebt hätte. Es ist für mich aber heute ausge-
schlossen, dies rückgängig zu machen.

Die Schwierigkeit, "erwachsen" zu werden

So wie wir im familiären Bereich gegängelt wurden, sind
wir auch in unseren Beruf hineingegängelt worden. Wir
hatten keinerlei Auswahlmöglichkeiten und durften auch
hierbei nicht anderer Meinung sein.

Für meine Eltern gab es nichts Besseres, als bei der
Post - im Staatsdienst - arbeiten zu dürfen. Vor der
sogenannten "freien Wirtschaft" hatten sie Angst, weil
sie wahrscheinlich ganz andere Anforderungen an sie
stellen würde wie z.B. Eigeninitiative, Kreativität,
Eigenverantwortung usw. Sie waren der Ansicht, daß wir
Kinder diesen Anforderungen auch nicht gewachsen sein
würden.

So haßte ich die Post schon zu einer Zeit, als ich noch
garnicht dort zu arbeiten begonnen hatte. Ich versuchte auch, beim Aufnahmetest durchzufallen, was mir aber
leider nicht gelang. Scheinbar war dieser Test nur eine
Farce; genommen wurde doch jeder auch nur halbwegs für
die Post brauchbare Mensch, der zwei gesunde Hände hatte.

Beim sechswöchigen Einführungskurs arbeitete ich überhaupt nicht mit, schlief im Unterricht und tat auch
ansonsten alles, um einen Hinauswurf zu provozieren:
Vergeblich. Den Einführungskurs absolvierte ich mit einer "vier minus"; mehr habe ich leider nicht erreicht.

Für meinen ersten Diensteinsatz richtete man einen bis
dahin nicht vorhandenen Arbeitsplatz ein, der absolut
"idiotensicher" war. Ich mußte aus vorhandenen Akten
eine neue Kartei anlegen; es war reine Abschreibearbeit.
Dies tat ich zweieinhalb Jahre lang. Da ich ohnehin
Narrenfreiheit besaß, kämpfte ich gegen manche verrück-
ten und verstaubten Vorschriften. So war es z.B. Frauen
verboten, lange Hosen zu tragen. Ich zog solange welche an, bis diese Vorschrift - zumindest intern - geändert wurde. Ich kämpfte auch gegen andere Regelungen,

die ich für ungerecht hielt. Das Ergebnis war, daß ich
für die nächste Jugendvertreterwahl aufgestellt und mit
großer Mehrheit gewählt wurde. So begann meine Gewerk-
schaftskarriere.

Meine Eltern hatten mir strengstens verboten, mich in
irgendeiner Weise gewerkschaftlich oder politisch zu
engagieren, weil sie die Einstellung hatten, daß "man
immer im Strom mitschwimmen muß, sich aber nie hervor-
tun darf. Bei uns im 3. Reich ging das auch schief".

Ich wollte nach meiner Jugendvertreterwahl zu einer ge-
werkschaftlichen Jugendgruppe, die auch politisch sehr
stark engagiert war. Meine Mutter verbot mir, dorthin
zu gehen mit der Begründung: "Das ist wohl eine Gruppe,
die auch politisch auftritt, da hast Du nichts zu suchen. Wenn Du dahin willst, weil Du einen netten jungen
Mann dort kennst, das wäre etwas ganz anderes; aber so
kommt das nicht infrage."

Also erzählte ich ihr von einem sehr netten jungen Mann,
der dort verkehrt (einige Zeit später lernte ich dort
tatsächlich einen jungen Mann kennen); ab diesem Zeitpunkt durfte ich regelmäßig an den Gruppenabenden und
sonstigen Aktivitäten der Gruppe teilnehmen.

Ich habe mich als Jugendvertreterin sehr stark für die
Interessen der Jugendlichen eingesetzt - sehr zum Lei-
wesen meiner Vorgesetzten. Auch die älteren Kolleginnen
und Kollegen sahen das nicht gern, weil sie der Ansicht
waren, daß die "heutige Jugend" es ohnehin schon viel
zu gut hat. Da ich sehr viel Aufklärungsarbeit über
die Rechte der Jugendlichen betrieb, bekam ich sehr
schnell Schwierigkeiten mit recht vielen älteren Kollegen. Das führte unter anderem auch dazu, daß ich immer die unangenehmsten und schlechtesten Arbeiten zu-
geschoben bekam. Ich wurde auch ständig versetzt und
war lange Zeit "Springer".

Ich erkletterte die Stufen der Gewerkschaftshierarchie
und war zum Schluß Ortsjugendleiter der Postgewerk-
schaft in einer großen Stadt. Ich kannte bald nur noch
eines: Gegen´Autoritäten kämpfen, wo immer sich auch
nur eine Kampfmöglichkeit bot. Ich habe sicherlich damit auch einiges Gutes und Vernünftiges erreicht, aber
warum ich es eigentlich so verbissen tat, das ist mir
erst heute richtig klar.

Mit meinem verbissenen Kampf wollte ich eigentlich meine Eltern treffen; ich wollte sie überzeugen, daß es
auch ein anderes Leben, ein menschliches Dasein geben
kann. Ich wollte vor allem beweisen, daß Jugendliche
und Heranwachsende auch vollwertige Menschen sind, mit
denen man sich auch vernünftig auseinandersetzen kann.
Ich habe damals von vielen älteren Kollegen gesagt bekommen, daß sie mit ihren eigenen Kindern viel besser
zurechtkommen würden, wenn sie sich mit ihnen so vernünftig aussprechen könnten. Nur mit meinen Eltern habe ich es nicht geschafft, mich vernünftig in aller
Ruhe zu unterhalten.

Ich glaube, ich kämpfte instinktiv in der richtigen
Richtung, ohne zu ahnen, daß ich damit auch gegen meine Krankheit kämpfte. Diesen Kampf am Arbeitsplatz habe ich zur Zeit meines ersten großen Schubes begonnen,
den ich unter anderem hiermit vollständig überwand.

Während der sieben Jahre, die ich bei der Post beschäftigt war, suchte ich immer wieder nach einem Ausweg,
um von der Post wegzukommen. Was ich mir auch überlegte, es war alles sehr aussichtslos. Daß ich von meinen Eltern keine Unterstützung zu erwarten hatte, stand
für mich 100%ig fest. So entfielen also alle die Aus-
bildungsmöglichkeiten, während derer ich nicht genügend
Geld für meinen Lebensunterhalt verdienen konnte (z.B.
Lehre, Berufsaufbauschule u.ä.). An ein Abendgymnasium
konnte ich mich aus zwei Gründen auch nicht wenden,

denn zum einen hatte ich keine "Mittlere Reife" und zum
anderen keine abgeschlossene Berufsausbildung. Hinzu
kam, daß ich es mir nicht leisten konnte, nur noch halbtags zu arbeiten; das Geld würde auch für eine beschei-
dene Lebensweise nicht ausreichen. Jahrelang sah ich
keine Möglichkeit, einen anderen Beruf zu ergreifen.

Durch mein Engagement bei der Gewerkschaft bot sich mir
dann (1970) die Möglichkeit, die Hochschule für Wirtschaft und Politik zu besuchen. Bei der Aufnahmeprüfung
waren wir an die 500 Personen; ich erschrak am ersten
Tag der schriftlichen Prüfung sehr über die große Anzahl
und rechnete mir kaum Chancen aus (im selben Jahr wurden 40 Personen zugelassen, für das Jahr darauf weitere 80 Personen). Zu meinem Erstaunen - und zu meiner
Freude - gehörte ich aber zu den 80 Personen, die ein
Jahr später mit dem Studium beginnen durften. Ich freute mich aber noch mehr darüber, daß ich den Auswahllehr-
gang beim DGB bestand, der mir für das 3jährige Studium
ein Stipendium aus der "Stiftung Mitbestimmung" garan-
tierte.

Jetzt endlich - nach 7 Jahren Qual bei der Post - sah
ich einen konkreten Ausweg aus der "Ein-Gleis-Spur" bei
der Post. Diese Tatsache machte mir Mut, und ich nahm
mir vor, das eine Jahr, das ich noch warten mußte, als
Au-pair-Mädchen nach Frankreich zu gehen, um franzö-
sisch zu lernen.

Doch dann kam alles anders !

Vor meinem Vorhaben, nach Frankreich zu gehen, besuchte ich noch ein 8-Wochen-Seminar vom DGB, das ich als
Vorbereitung auf das Studium ansah. Einem Referenten
dieses Seminars erzählte ich von meinem Vorhaben und
er machte mir einen anderen Vorschlag. Er brachte mich
mit einem Freund von ihm zusammen, der Gewerkschaftsse-
kretär war und eine Sekretärin suchte. Ich war sofort
begeistert und einige Tage später schon unterschrieb

ich einen auf ein Jahr befristeten Arbeitsvertrag. Ich
sollte hier genau die doppelte Summe meines bisherigen
Einkommens verdienen.

Diese Arbeitsstelle war damals in meiner Situation das
Optimale, weil ich zum einen Geld sparen konnte für
mein späteres Studium und zum anderen schon sehr viel
für das bevorstehende Studium lernen konnte.

Ich fuhr nach Ende des Seminars in meine Heimatstadt,
legte meine fristlose Kündigung vor (da ich damals Be-
amtin war, konnte ich von einem Tag auf den anderen kündigen) und trat 7 Tage später meine neue Arbeitsstelle
in Frankfurt an.

Das Studium der Wirtschaft und Politik habe ich zwar
nie aufgenommen, aber durch diese Arbeitsstelle hätte
mir nichts besseres passieren können: Der Chef, der Ge-
werkschaftssekretär von damals, ist mein heutiger Partner !

Nach diesem einen Jahr bei der Gewerkschaft ging ich
nicht mehr in meine 500 km entfernte Heimatstadt zurück.
Ich wollte bei meinem heutigen Partner bleiben. Er hat
mir zwar auch angeboten, sich in meiner Heimatstadt (zumindest in der Nähe) eine neue Arbeit zu suchen, aber
für mich sprachen zwei Gründe dagegen: 1. wollte ich
nicht wieder in die Nähe meiner Eltern ziehen (weil ich
deren Einmischung in mein Leben befürchtete und mich
außerdem in der neuen Heimat viel wohler fühlte) und
2. war mir das Studium der Wirtschaft und Politik durch
meine Arbeit bei der Gewerkschaft sehr suspekt geworden.
Hinzu kam, daß sich mein Interesse wesentlich mehr in
Richtung Jugendarbeit und politischer Bildung entwickelt
hatte und ich nur noch wenig mit den trockenen Wirtschafts-
theorien anfangen konnte.

Meine Weiterbildungsinteressen habe ich deshalb aber
nicht aufgegeben, sondern im Gegenteil noch verstärkt
und wesentlich besser meinen wirklichen Interessen ange-
paßt.

Ich suchte mir über das Arbeitsamt eine Stelle als Kontoristin, bei der ich nur drei Tage in der Woche arbeiten brauchte und mir somit genügend Zeit zum Lernen blieb, das Geld aber trotzdem zu einem bescheidenen Leben reichte. Diese Stelle gab ich aber nach einem viertel Jahr wegen eines unerträglichen Betriebs- und Arbeitsklimas auf.

Danach arbeitete ich fast 2 Jahre lang in einer Jugendbildungseinrichtung zunächst als Haus- und Küchenhilfe (halbtags) und das letzte 3/4 Jahr ganztags als Kontoristin. Aber auch in dieser Arbeitsstelle bekam ich Schwierigkeiten mit "den Autoritäten", weil ich ihnen vorhielt, daß zwischen ihrem formulierten Anspruch und ihrem persönlichen Verhalten eine sehr große Lücke klaffte. Daraufhin wurde ich kurzerhand hinausgeworfen.

Zwei Monate später war die "Vorbereitung auf die Prüfung zur Hochschulzugangsberechtigung" abgeschlossen,und ich legte meine Prüfung an einem staatlichen Gymnasium ab. Einige Tage später nahm ich mein Studium im Fachbereich Pädagogik auf. Zu Beginn des Studiums wählte ich den Schwerpunkt "Jugend- und Erwachsenenbildung", wechselte aber nach 3 Semestern zum Schwerpunkt "Arbeit mit Einzelnen" über. Hier beschäftigte ich mich hauptsächlich mit den Fragen der Gruppendynamik, der Familientherapie und den psychoanalytischen Grundlagen.

Es ging mir dabei vor allem um die Frage, welche Zusammenhänge zwischen psychischer und physischer Gesundheit und den frühkindlichen Familienbeziehungen bestehen (damals hatte ich aber noch keine Ahnung von meiner Krankheit). Dabei stieß ich immer wieder auf das Problem der Schizophrenie und welche Grundlagen hier im frühkindlichen Alter in der Familie gelegt werden. Ich fand hier derart viele Parallelen zu meinen familiären Bedingungen (besonders der schismatischen - mutterfixierten - Familie), daß ich mich schon fragte, warum ich eigentlich nicht schizophren geworden bin.

Wechselwirkung zwischen psychischem Erleben und physischer Reaktion

Ich möchte noch einmal kurz auf den früheren Verlauf meiner MS zurückkommen, weil ich gerade eine Wechselwirkung zwischen Familienleben und meiner Krankheit zu erkennen glaube. Diese Beziehungen haben fast 15 Jahre lang - die ich nicht mehr bei meiner Familie lebe - mein Verhältnis zu meiner Krankheit geprägt.

Es fällt mir sehr schwer, den Zeitpunkt des Beginns der Krankheit festzulegen. Ich kränkelte als Kind und Jugendliche relativ viel, und ich weiß nicht, welche Beschwerden man schon zur MS zählen kann und welche nicht. Geht man vom psychologischen Gesichtspunkt aus, müßte man vielleicht schon mit der Geburt anfangen, spätestens aber in meinem 5. oder 6. Lebensjahr, da schon hier die ersten schweren psychischen und physischen Störungen sichtbar waren. Ob dies etwas mit der MS zu tun hat, müssen andere - Erfahrenere - beurteilen. Ich selber könnte mir durchaus einen Zusammenhang vorstellen.

Bei wissenschaftlichen Untersuchungen über MS-Patienten, die für statistische Auswertungen skizziert wurden, ist mir aufgefallen, daß auch hier sehr häufig starke Probleme mit Autoritäts-, Allmachts- und Übermachtspositionen von Bezugspersonen vorhanden waren, die noch nicht aufgearbeitet waren und bis zum Zeitpunkt der Untersuchung (stationäre Behandlung) weiter bestanden. Leider ist mir keine Untersuchung bekannt, die auf solche möglichen Zusammenhänge abzielt (vielleicht ein Anreiz für jemanden, der ein Thema für seine Dissertation sucht ?).

Während des Sportunterrichts in der Schule fiel ich des öfteren einfach um, weil meine Beine plötzlich nicht mehr wollten; sie kribbelten sehr stark und wurden schlagartig völlig kraftlos. Ebensolches Gefühl lernte ich in den Armen und im Kopf kennen. Meistens konnte

ich in solchen Situationen nicht mehr sprechen, weil
auch mein Gesicht gelähmt war. Dieser Zustand dauerte
zwischen einigen Minuten und einer halben Stunde (selten war es ein halber Tag). Je älter ich wurde, umso
mehr häuften sich diese Zusammenbrüche. Manchmal lag
ich auch einige Tage im Bett, weil ich einfach keine
Kraft mehr zum Aufstehen hatte.

Ich kann heute leider nicht mehr rekonstruieren, was
diesen Zusammenbrüchen an Erlebnissen vorangegangen war,
ich weiß nur, daß alle Krankheiten Folgen für mich hatten - in Form von Vorwürfen und Beschimpfungen.

Ich war seit meinem 4. oder 5. Schuljahr zunehmend kurz-
sichtig. Ungefähr ab dem 7. Schuljahr hatte ich schon
in der ersten Bankreihe Schwierigkeiten, die Schrift
an der Tafel zu entziffern. Nach einer schulärztlichen
Untersuchung bekam ich ein Schreiben für meine Eltern
mit nach Hause, in dem sie aufgefordert wurden, mit
mir zum Augenarzt zu gehen, weil ich eine Brille benötigen würde. Meine Mutter beschimpfte mich daraufhin,
wie ich ihr das nur antun könne, daß sie nun einen
"Krüppel", so eine "Brillenschlange" als Kind hätte.
Ich aber war sehr glücklich über diese neue Errungen-
schaft, weil für mich die Welt jetzt plötzlich ganz anders aussah - ich konnte wieder etwas erkennen.

Für meine Mutter galt ich ab jetzt als "Behinderte".
Wollte ich ihr später dann beweisen, daß ich es wirklich bin ?

Es traten auch noch einige andere Beschwerden auf, die
mir heute zu denken geben:
So konnte ich z.B. als kleines Kind (in den ersten
Schuljahren) noch sehr gut Fahrrad fahren; ab meinem
13. oder 14. Lebensjahr war mir dies nicht mehr möglich, weil mein Gleichgewichtsgefühl ganz ausfiel, ich
kippte alle paar Meter einfach um.

Ebenso verhielt es sich mit dem Schwimmen; als Klein-
kind hatte ich eigentlich keine Angst vor dem Wasser,
aber in späteren Jahren geriet ich regelmäßig in Panik, wenn Wasser in meine Ohren kam (z.B. schon beim
Haarewaschen oder Duschen). Im Schwimmbad verlor ich
dann völlig die Orientierung.

Diese beiden Fähigkeiten verlor ich zwischen dem 6. und
dem 8. Lebensjahr; in diesem Zeitabschnitt gab es drei
Schockerlebnisse für mich: 1. Fortgang der Oma, 2. die
Totgeburt des Bruders, 3. die Geburt meiner kleinen
Schwester.

Schwimmen und Fahrrad fahren lernte ich bis heute nicht
wieder; nur auf meinem Spezialfahrrad (Dreirad) kann
ich einigermaßen fahren. Seit dem letzten Schub ver-
schlechterte sich mein Gleichgewichtsgefühl noch weiter. Ich habe große Mühe, auf einem Bein zu stehen.

Zwischen dem 16. und dem 18. Lebensjahr bekam ich des
öfteren solche Anfälle wie früher in der Schule, nur,
daß jetzt keine körperlichen Anstrengungen mehr vorausgingen. Wenn ich einen solchen Anfall während der Arbeitszeit bekam, wurde ich jedesmal ins Krankenhaus
transportiert, wo ich entweder am selben Tage oder 1
oder 2 Tage später wieder entlassen wurde. Die Diagnose lautete stereotyp: Kreislaufkollaps. Dies war der
Zeitraum der schärfsten Auseinandersetzungen im Elternhaus.

Ich möchte drei Fälle herausgreifen, die mir als besonders schwer - und in ihren Auswirkungen besonders wichtig - in Erinnerung sind:

Meinen ersten furchtbaren Krankenhausaufenthalt erlebte
ich, als ich ca. 17 Jahre als war (1 bis 1 1/2 Jahre
vor dem "ersten Schub"). Ich war wieder umgekippt mit
Steifheit in den Gliedern und wurde ins Krankenhaus ein-

geliefert. Mein Blutdruck wurde einige Male gemessen,
weil man die Ergebnisse nicht glauben konnte. Soweit
ich mich erinnere, hatte ich damals im rechten Arm einen Wert von 170:150 und im linken 195:180. Für eine
17jährige war er viel zu hoch und außerdem in beiden
Armen unterschiedlich. Ferner hatte ich in der linken
Körperhälfte Lähmungserscheinungen, die erst nach ein
paar Tagen zurückgingen. Ich wurde dann 14 Tage zur Beobachtung dabehalten, weil man einen Herzinfarkt vermutete. Es waren sehr anstrengende 14 Tage in einem
11-Bett-Zimmer. Ich litt außerdem unter sehr starken
Kopfschmerzen, die noch einige Wochen anhielten.

Bei diesem Zusammenbruch hat mich besonders die Reaktion
meiner Mutter schockiert (und mir damit ein neuerliches
schlechtes Gewissen eingeprägt):

Es war in der Vorweihnachtszeit, als das Krankenhaus,
in das ich eingeliefert war, meine Mutter anrief und
ihr mitteilte, daß sie so schnell wie möglich kommen
solle, weil man nicht genau wüßte, wie es überhaupt um
mich stünde. Ich lag ungefähr zwei Stunden in dem Krankenhaus, als meine Mutter ankam. Sie brachte mir mein
Nachtzeug mit und brüllte sofort los, was mir einfiele,
gerade in der Vorweihnachtszeit, wo meine Eltern so
viele Überstunden zu machen hätten, ein solches Theater zu machen. Ich sollte meine Sachen nehmen,und ge-
fälligst mitkommen.

Da ich immer noch in der Notaufnahme lag, waren im
Raum auch einige Schwestern anwesend, die meiner Mutter sofort erklärten, daß ich auf gar keinen Fall aufstehen dürfe und ich noch einige Tage im Krankenhaus
bleiben müsse. Ich war dieser Schwester sehr dankbar;
meine Mutter zog dann beleidigt und wutschnaubend ab.

Es war die Zeit, als ich zwar schon beschlossen hatte,
von zu Hause auszuziehen, es aber noch nicht realisie-
ren konnte.

Beim zweiten Fall stand ich morgens bei meiner Wirtin
in der Küche (es war Wochenende) und wir unterhielten
uns sehr angeregt. Plötzlich wurde mir schwarz vor Augen und ich dachte, ich müßte umfallen. Aber mein Kreislauf blieb völlig stabil, ja mir ging es sogar recht
gut, bis auf die Tatsache, daß ich überhaupt nicht mehr
sehen konnte. Als es nach 10 Minuten immer noch nicht
besser wurde, rief meine Wirtin einen Krankenwagen. Der
war nach weiteren 10 Minuten da, aber meine Augen waren
immer noch unverändert. Ungefähr 3 Stunden später konnte ich schon wieder Umrisse erkennen und nach ungefähr
4 Stunden war alles vorbei. Die Ärzte im Krankenhaus
hatten mich die ganze Zeit über untersucht, ohne auch
nur einen Anhaltspunkt für eine Ursache der plötzlichen
Erblindung zu finden. Als ich wieder sehen konnte, be-
stellten sie mir ein Taxi und ließen mich wieder nach
Hause fahren.

Eine Nachuntersuchung hat nicht stattgefunden; ich ging
am Montag wieder ganz normal zur Arbeit. Meinen Eltern
habe ich von diesem Vorfall nie etwas erzählt. Da deshalb auch keine Vorwürfe kommen konnten, war ich auch
in der Lage, alles gelassener hinzunehmen.

Bei dem dritten Fall kam ich gerade vom Samstags-Ein-
kauf nach Hause (ich hatte schon meine eigene Wohnung
und war fast 21 Jahre alt). Das Treppenhaus war gerade
neu gestrichen worden und es roch sehr stark nach Far-
be. Ich kam ca. 4 bis 5 Treppenstufen hoch, als ich
merkte, daß mir schwarz vor Augen wurde und die Beine
wegsackten. Ich fiel nach hinten über und schlug mit
dem Kopf auf dem Steinfußboden auf. Ich bemerkte beim
Aufprall einen merkwürdigen Geschmack im Mund und nahm
erst dann wieder etwas wahr, als mir jemand beim Aufstehen behilflich sein wollte. Dann stieg ich die fünf
Stockwerke in meine Wohnung hinauf und legte mich ins
Bett, weil ich mich sehr schwach fühlte und außerdem
rasende Kopfschmerzen hatte. Da ich aber nicht schlafen konnte, nahm ich zum ersten Mal in meinem Leben

2 Schlaftabletten und schlief bis zum Montagmorgen
durch.

Am Montagmorgen war ich sehr benommen, aber ich hatte
das Gefühl, daß es mir etwas besser ginge. Als ich im
Büro ankam (es war Adventszeit) war ich nicht in der
Lage, die Kerzen zu zählen, die überall auf den Tischen
standen. Die Deckenbeleuchtung war ausgeschaltet solange das Adventssingen durch die Räume und Flure schall-
te. Danach begrüßte uns der Abteilungsleiter einzeln
per Handschlag. Er sah mich sehr merkwürdig an, dann
fragte er, was ich denn mit meinem Auge gemacht hätte.
Ich sagte, ich wüßte nicht, was er meinte. Ich ging
zum Spiegel und da sah ich zum erstenmal die Besche-
rung: Mein linkes Auge war nach innen gerutscht und
ließ sich nicht mehr bewegen. Jetzt wurde mir auch klar,
warum ich alles doppelt sah. Wenn ich nach links schaute, sah es aus, als wenn ich stark schielen würde.

Der Abteilungsleiter schickte mich sofort zum Arzt,
der mich gleich ins Krankenhaus einwies. Diagnose war:
Schwere Gehirnerschütterung mit Sehnervschädigung.

Ich lag 14 Tage in diesem Krankenhaus und wurde dann
als gebessert entlassen. Es dauerte aber ungefähr noch
weitere 4 Wochen, bis sich mein linkes Auge wieder nor-
malisierte.

Diese Gehirnerschütterung ereignete sich 2 Monate vor
meiner Aufnahmeprüfung zur Hochschule für Wirtschaft
und Politik. Es ist möglich, daß dies aus Angst vor der
Prüfung und durch die große Nervenanspannung geschah.

Es muß 1966 gewesen sein (ich war gerade von zu Hause
ausgezogen), als es damit begann, daß ich Taubheitsgefühle im rechten Arm bekam, die sich langsam verstärkten. Nach einigen Tagen ging ich dann zum Hausarzt, der
mir sagte, daß es eine Sehnenscheidenentzündung sei.

Zu der Zeit war ich im Büro bei der Post beschäftigt und mußte somit u.a. auch viel Schreibmaschine schreiben. Für den Arzt lag damit eine Sehnenscheidenentzündung nahe.

Als es mit meinem rechten Arm nach ca. drei bis vier Wochen nicht besser wurde, sondern ganz im Gegenteil mein Arm immer schmerzhafter wurde (ich empfand das Vibrieren und Kribbeln als schmerzhaft), sagte mir der Arzt, daß ich mich nicht so anstellen solle, weil die Sehnenscheidenentzündung ja nun vorbei sein müsse. Er schrieb mich wieder gesund.

Nach einigen Tagen begann das Taubheitsgefühl auch im linken Arm. Ich ging wieder zum selben Arzt (während eines Quartals konnte man ja den Arzt nicht wechseln, weil es nur einen Krankenschein gab). Seine Diagnose war: Ich hätte den linken Arm überbeansprucht (weil ja der rechte Arm einige Zeit ausgefallen war) und deshalb hätte ich nun auch im linken Arm eine Sehnenscheidenentzündung. Im übrigen sei ich ja wohl sowieso etwas überempfindlich.

Als ich nach weiteren drei bis vier Wochen immer noch über Taubheitsgefühle und Schmerzen in beiden Armen klagte, meinte er, daß es sich wohl doch nicht um eine Sehnenscheidenentzündung handeln würde, und er schickte mich zum Röntgen der Halswirbelsäule. Dabei stellte sich eine leichte Verkrümmung der obersten Halswirbel heraus.

Der Orthopäde, zu dem ich daraufhin überwiesen wurde, renkte mir insgesamt 15 mal die Halswirbelsäule zurecht, ohne daß es zu einer Besserung in den Armen geführt hätte. Im Nacken blieb davon ein Knirschen zurück, das ich auch heute manchmal noch merke.

Die gesamte Behandlung zog sich über mehr als 30 Wochen hin. Obwohl ich auch dann immer noch Beschwerden in den Armen hatte, ging ich zu keinem Arzt mehr.

Erst nach ungefähr einem Jahr wurde ich ganz langsam
wieder beschwerdefrei. Das Schreiben - sowohl mit der
Hand als auch mit der Maschine - fiel mir aber noch lange Zeit sehr schwer, weil die Feinmotorik stark gestört
war.

Dieser erste große Schub ereignete sich in der Zeit meines größten Umschwungs - die Verlobung war auseinander-
gegangen (worüber sich meine Eltern sehr freuten) und
damit einhergehend auch der Bekanntenkreis stark eingeschränkt - ich bin von zu Hause unter größten Vorwürfen
ausgezogen - ich war psychisch durch die ganzen Umstände
sehr geschwächt.

Hinzu kam, daß mich die Ärzte als Simulanten behandel-
ten, weil sie sich meine Krankheitssymptome einfach nicht
erklären konnten. Es gab Zeiten, da zweifelte ich an mir
selbst; ich war dann unsicher, was nun eigentlich stimmte. War es richtig, was die Ärzte sagten und konnte ich
meinen eigenen Empfindungen nicht mehr trauen ?

Ein praktischer Arzt spritzte mir wochenlang Calcium;
er spritzte es so schnell, daß ich unter den Auswirkungen sehr stark zu leiden hatte. Er amüsierte sich nur
darüber. Ich hatte oft das Gefühl, daß dies nur ein Ra-
cheakt gegen einen Simulanten war.

Ich mußte mir viele Erniedrigungen gefallen lassen, weil
ich ja von den Ärzten abhängig war und darauf angewiesen
war, daß sie mir eine Krankschreibung ausstellten.

In die größte psychische Bedrängnis brachte mich ein
Hausarzt während meines ersten Schubes. Da er zeitwei-
lig davon ausging, daß meine Beschwerden auf eine sehr
labile Psyche zurückzuführen seien, verschrieb er mir
Beruhigungsmittel. Er verschrieb mir laufend höhere Do-
sen, sodaß ich nach einigen Wochen nicht mehr ohne diese Pillen auskam. Schon morgens, wenn ich aufstand, zit-

terten meine Hände so stark, daß ich ohne diese Tabletten nicht hätte arbeiten können. Ich war mir über die
Gefahr einer Tablettenabhängigkeit sehr wohl bewußt,
konnte sie aber nicht einfach absetzen. Nach ungefähr
einem halben Jahr war ich bei täglich 7 bis 8 Tabletten (als Minimum) angelangt, ohne die ich zu nichts
mehr in der Lage war.

Als ich dann anläßlich einer Grippe für 3 Wochen krank-
geschrieben wurde, nutzte ich die Gelegenheit, um ta-
blettenunabhängig zu werden. Es waren furchtbare Qua-
len, die dann auf einmal auf mich hereinbrachen. Nur
mit großer Mühe konnte ich meinen eigenen Haushalt ver-
sorgen. Ich traute mich auch nicht mehr unter die Menschen, sondern schloß mich die 3 Wochen zu Hause ein.
Nach einigen Nervenzusammenbrüchen war ich dann über
den Berg, und ich konnte danach auch wieder einigermaßen normal arbeiten.

Mir ist es heute noch ganz und gar unverständlich, wie
ein Arzt mir derart viel Beruhigungstabletten verschrei-
ben konnte. Ich finde ein solches Verhalten sehr verant-
wortungslos; wenn ich nicht selbst einen so starken Willen gehabt hätte, dann wäre ich sicherlich drogenabhän-
gig geworden, vielleicht mit allen Konsequenzen.

Es ist sicher richtig, daß ich mich damals in einem
recht desolaten psychischen Zustand befand, aber ich
sehe nicht ein, daß deshalb gleich mit starken Beruhi-
gungsmitteln "geschossen" werden muß. Eine Überweisung
zu einem Psychotherapeuten wäre ganz sicher sinnvoller
gewesen.

Ich hatte dann in den ganzen Jahren zwischen 1967 und
1978 keinerlei Beschwerden mehr; ich fühlte mich wohl.
Ich kämpfte nicht mehr gegen imaginäre Autoritäten,
sondern lernte, micht mit dem Jetzt und Heute auseinanderzusetzen und meine Umgebung realistischer zu be-
trachten.

Daß ich die ganze Zeit keine Beschwerden mehr hatte, führe ich vor allem auf mein gutes Verhältnis zu meinem Partner zurück. Diese Beziehung war auch nicht ohne Auseinandersetzungen, aber wir lernten gegenseitig so viel voneinander und über uns, daß es zu einem immer befriedigeren Verhältnis wurde. Einige Jahre davon lebten wir zusammen in einer Wohngemeinschaft, die auch viel dazu beitrug, daß eine Persönlichkeitsentwicklung möglich war.

Hinzu kam, mein Studium, währenddessen ich mich sehr intensiv gerade mit psychologischen Fragen auseinandersetzte. Allerdings muß ich sagen, daß mir die Uni im großen und ganzen nicht sehr viel in meiner persönlichen Weiterentwicklung geholfen hat. Oft lernte ich hier nur kennen, wie man es nicht machen sollte (vor allem am Anfang). Am Ende des Studiums war von einer Wissenschaftshörigkeit nichts mehr vorhanden. Ich begann hier, die Psychologie nicht mehr als eine wissenschaftliche Einheit zu empfinden, sondern ganz konkrete Unterschiede zu machen, wann sie anfing, gefährlich zu werden (nämlich menschenzerstörend zu wirken) und wann und wie sie heilend wirken konnte. Dies war für mich eine sehr wichtige Erfahrung, die ich nicht missen möchte, und die mich auch heute davor bewahrt, auf irgendwelche spektakulären Heilungsmethoden der MS hereinzufallen.

Mitte 1978 (nach über 10jähriger Pause) erwischte es mich dann doch wieder. Meine linke Kopfhälfte fühlte sich sehr fremd an und ich hatte den Eindruck, sie sei abgestorben. Mein linker Mundwinkel und mein linkes Auge hingen herunter. Im linken Ohr hörte ich ständig ein merkwürdiges Sausen. Wenn ich mit meiner linken Hand meine linke Gesichtshälfte berührte, hatte ich das Gefühl, sie sei eiskalt (was aber nicht stimmte).

Es war zu der Zeit, als ich an den letzten Seiten meiner Diplom-Arbeit saß und die mündlichen Prüfungen alle noch vor mir hatte. Es war eine psychisch stark belastete Zeit.

Ich ging damals davon aus, daß meine Halswirbel schon wieder verrutscht seien und irgendein Nerv eingeklemmt sei. Ich ging zum Arzt und teilte ihm meine Vermutung auch mit. Er aber meinte, daß sei ganz normales Rheuma und verschrieb mir Tabletten und einen Stift zum Einreiben. Ich glaubte nicht daran, benutzte aber doch das Einreibemittel. Schon nach 3 Wochen (sicherlich nicht durch den Rheumastift) waren diese Beschwerden wieder verschwunden. Ich hatte damals keine Zeit, länger über diese Krankheitserscheinung nachzudenken; ich war nur froh, als sie wieder verschwunden waren.

Ich war nur einmal bei diesem Arzt; er sagte mir, daß ich wiederkommen solle, wenn es überhaupt nicht besser wird.

Die Nervenbelastung durch die Diplom-Arbeit (z.T. nebenher berufstätig) und die bevorstehenden mündlichen Prüfungen empfand ich als sehr stark. Ich wurde zu dieser Zeit auch erheblich von Prüfungsängsten geplagt, die mich kaum schlafen ließen. Daß zu der Zeit ein Schub auftrat, finde ich heute nicht verwunderlich; daß er aber so problemlos wieder verschwand, finde ich recht erstaunlich.

Über den 3., den schwersten Schub (1 1/2 Jahre nach dem zweiten), habe ich ja schon ausführlich berichtet. Auch hier waren starke nervliche Belastungen vorausgegangen. So hatte ich z.B. keinerlei Chancen eine Arbeitsstelle als Diplom-Pädagogin zu finden. Es war eine sehr ausweglose Situation in der ich mich befand. Ich hatte 7 Jahre lang auf diesen Abschluß hingearbeitet und konnte nun nichts damit anfangen. Ich war wieder einmal ins Abseits, auf ein Abstellgleis geraten, aus dem ich kein Entrinnen sah.

Im Herbst 1980 ging ich zu einem Psychologen für ein
halbes Jahr zu wöchentlichen Sitzungen. Zum einen wollte ich hier die geschilderten Erlebnisse aus meiner Vergangenheit besser verarbeiten lernen und zum anderen
wollte ich herausfinden, welche Auslöser den Schüben
vorausgingen.

Es fiel mir gar nicht leicht, mich zu diesem Schritt zu
entschließen. Meine Angst bestand darin, daß es beim
Bearbeiten meiner Vergangenheit zu einem neuen Schub
kommen könnte. Der Psychologe beruhigte mich aber und
sagte mir, daß dies recht unwahrscheinlich sei. Sollte
es zu einem neuen Schub kommen, dann könne es auch ohne psychologische Behandlung geschehen. So ließ ich mich
also doch darauf ein und heute bin ich sehr froh darüber.
Ich habe bei ihm zwar nicht die direkten Auslöser herausfinden können, aber es hat mir sehr viel geholfen,
sodaß ich heute über meine früheren Erlebnisse ohne
Ängste und ohne Schuldgefühle sprechen kann. Meine
Vergangenheit belastet mich heute nicht mehr emotional.

Zu Beginn dieser Sitzungen weinte ich immer wieder und
das Sprechen über meine Kindheit hat mir auch körperlich sehr weh getan. Nur ganz allmählich gab sich das
und gegen Ende der Behandlung war ich in der Lage, ganz
normal über die psychischen Schmerzen aus meiner Kindheit zu reden.

Zu der Zeit wohnten wir noch in einer Wohnung, wo man
zur Toilette über den Hausflur (direkt an der Treppe
vorbei) gehen mußte. In der Nacht vor dem Jahrestag des
3. Schubes stürzte ich diese Treppe hinunter. Zum Glück
verletzte ich mir nur den linken Fuß, mit dem ich in
einer Scheibe gelandet war. Dieser Jahrestag muß mich
unbewußt doch sehr belastet haben.

Ich bin diesem Psychologen sehr, sehr dankbar. Ich
führe meinen relativ guten Zustand heute unter anderem
auch auf die psychologische Behandlung zurück.

Auch die Ablösung von diesem Psychologen gelang sehr gut.
In der letzten Stunde sprachen wir fast nur noch über
unsere Zukunftsperspektiven (von meinem Partner und mir)
und die verschiedenen Alternativmöglichkeiten. Er meinte
damals allerdings, daß ich einiges zu rosig sehen würde.
Die dann eingetroffene Realität war aber noch "rosiger",
als ich es mir damals ausgemalt hatte.

Es bleibt mir nur noch ein Problem nachzutragen:
Es ist das Problem der Sexualität bei MS-Kranken.

In vielen Schriften habe ich gelesen, daß MS-Kranke sich
während eines Schubes jeglicher sexueller Betätigung ent-
halten sollten und auch danach nur in sehr begrenztem
Umfang sexuelles Erleben genießen sollten, weil sich
dies schädlich auswirken könnte.

Für meine Person muß ich sagen, daß ich von dieser Einstellung nichts halte. Sexuelle Enthaltsamkeit wäre für
mich ein zusätzlicher Zwang gewesen, mich körperlich
schlecht zu fühlen. Sicher haben mein Partner und ich
trotzdem Rücksicht auf meine Krankheit genommen, aber
dies nur insoweit, als dies meinem ausdrücklichen Bedürfnis entsprach. Ich habe mich nicht gezwungen, besonders enthaltsam zu leben.

Die natürlichen Grenzen waren mir von meiner Krankheit
her gesetzt. Da meine Lähmungserscheinungen meine gesamte untere Körperhälfte (ab der Taille) betraf, war
anfangs ein normales Sexualleben nicht möglich, weil
immer gleichzeitig mit sexuellem Empfinden auch das
Empfinden der Lähmung auftrat. Erst als auch bei mir
wieder ein Bedürfnis im körperlichen Empfinden auftrat,
konnten wir wieder schöne Stunden zusammen verbringen.

Dieses Bedürfnis war schon lange vor der Zeit wieder
vorhanden, bevor sonstige Besserungen in meinen Beinen
bemerkbar waren. Ich habe auch heute das Gefühl, daß

Besserungen langsam von oben nach unten "wachsen", so
wurde z.B. sowohl die Blasen- als auch die Darmentlee-
rungen wieder "normal", als noch kaum Fortschritte in
der Gehfähigkeit zu verzeichnen waren.

Bei mir hat die sexuelle Erlebnisfähigkeit (die sehr
schnell wieder vorhanden war) sehr viel zu einer Besserung beigetragen und auch mein Verhältnis zu meinem
Partner hatte darunter nicht gelitten (ganz im Gegenteil, ich glaube, wir sind uns in dieser Zeit sehr
viel näher gekommen).

Ich würde auch keinem MS-Kranken raten, sich selbst
"künstliche" sexuelle Beschränkungen aufzuerlegen, wenn
die Bedürfnisse vorhanden sind. Für die Sexualität gilt
dasselbe, wie auch für alle anderen körperlichen Betä-
tigungen: die Grenzen sollte jeder für sich selbst
herausfinden und danach handeln, gleichgültig, was in
den Lehrbüchern oder sonstigen Schriften steht.

Für mich war es anfangs nicht leicht, sexuelle Reize
mit gleichzeitigem körperlichen Mißempfinden in Ein-
klang zu bringen. Bei mir hat dann aber das natürli-
che Sexualempfinden gesiegt. Außer vielleicht einer
schnelleren Ermüdung wird mein Sexualleben nicht mehr
durch meine Krankheit eingeschränkt.

Über diesen Umstand bin ich sehr glücklich und auch
meinem Partner sehr dankbar, daß er mit viel Geduld
und Einfühlungsvermögen sehr viel hierzu beigetragen
hat.

Schlußfolgerungen

Diesen Bericht über meine Vergangenheit habe ich nicht
geschrieben, um irgendjemandem damit Vorwürfe zu machen oder Schuldgefühle hervorzurufen. Es soll keine
Anklage sein, sondern meine eigenen, ganz persönlichen
psychischen Bedingungen und Belastungen aufzeigen, denen ich von meiner Kindheit an bis heute ausgesetzt war
und zum Teil noch bin.

Ich habe dies deshalb so ausführlich getan, weil ich in
den psychischen Bedingungen eine - zumindest auslösen-
de - Ursache der Krankheit vermute. Es ist andererseits
durchaus möglich, daß ich mit meinen Vermutungen völlig
falsch liege. Dieses Buch habe ich auch geschrieben,
weil ich mir hierüber mehr Klarheit verschaffen möchte. Ich werde mich über jede Zuschrift - ob für meine
Vermutung oder dagegen - sehr freuen und sie mit Interesse lesen. Vielleicht sieht der eine oder andere Parallelen zu seinem eigenen Leben - vielleicht lassen sich
Gemeinsamkeiten feststellen, die dann weiter zu untersuchen wären.

Seit ich mich näher mit meiner Krankheit beschäftige,
bin ich immer wieder aufs Neue überrascht, welche Ursachen der Krankheit vermutet werden, in welchen Rich-
tungen geforscht wird. Leider hat sich bis heute noch
kein Gremium zusammengefunden, das sich aus Ärzten und
Psychologen zusammensetzt und gemeinsam forscht. Ich
selbst bin nicht kompetent genug, um daran konkret mit-
arbeiten zu können, würde allerdings eine solche Unter-
suchungsarbeit sehr begrüßen und - wenn ich etwas dazu
beitragen könnte - auch unterstützen. Zumindest werde
ich alles sammeln, was bei mir an Rückmeldungen an-
kommt.

Zu meinem derzeitigen Zustand:

Ich bin heute 35 Jahre alt, lebe in einem kleinen Ort
in Schleswig-Holstein und genieße das wundervolle Dorf-
leben. Ich bin immer noch geh- und sehbehindert, ermü-
de sehr schnell, kann körperliche Arbeiten kaum ver-
richten und bin bei vielen Arbeiten im Haushalt auf
die Hilfe meines Partners angewiesen. Meine befristete
Rente läuft noch ein halbes Jahr. Was dann wird, weiß
ich nicht. Vielleicht geht dann der ganze Zirkus mit
der Sozialhilfe wieder von vorne los - Hoffnung auf eine feste Arbeitsstelle habe ich nicht.

Trotzdem habe ich mich mit dem Vorhandensein meiner
Krankheit abgefunden, ich habe mich mit ihr arrangiert.
Ich bin recht glücklich mit Freunden und Bekannten und
auch der Nachbarschaft - diese Kontakte sind zu einem
großen Stück zu meinem Lebensinhalt geworden. Eventuell
bekomme ich noch für ein paar Stunden in der Woche eine Beschäftigung, die mich ausfüllt. Ansonsten nehme
ich an den Aktivitäten der DMSG (Deutsche Multiple Sklerose Gesellschaft) teil, die mir sehr viel Freude be-
reiten und mich immer wieder mit Leidensgenossen zusam-
menbringt. Es ist zwar nicht immer ganz einfach zuzusehen, wie Einzelne von der Krankheit fast aufgefressen
werden, wie es ihnen von Mal zu Mal schlechter geht
und sie sich selbst aufgeben. Oft (oder meistens) haben sie auch nicht die Unterstützung eines Partners
oder der Familie und sie fühlen sich alleingelassen.
Auch die staatlichen Hilfen reichen oft nicht aus, und
einige, die ständig Pflege benötigen, werden in Alters-
heime abgeschoben und dürfen hier oft nur für ein oder
zwei Stunden am Tag aus dem Bett heraus, weil nicht genügend Personal vorhanden ist, das sich mit ihnen beschäftigen könnte. Gerade bei uns im Kreis habe ich
zwei katastrophale Fälle kennengelernt - aber das ist
nicht unbedingt die Regel.

Es gibt auch recht viele MS-Kranke, die trotz der Krankheit das Leben genießen, viele arbeiten sogar noch. Für
mich habe ich das Gefühl, daß ich seit der Krankheit
das Leben noch mehr genießen kann als vorher. Das hat
nach meiner Meinung aber nichts mit Euphorie (wie viele Ärzte behaupten) zu tun, sondern ich lebe heute be-
wußter und Begriffe wie z.B. Lebensqualität usw. haben
heute für mich einen ganz anderen Stellenwert.

Allen Leidensgenossinnen und -genossen möchte ich zum
Abschluß zurufen : Kopf hoch, das Leben geht weiter und
es kann trotzdem (vielleicht gerade durch die Krankheit
und das bewußtere Wahrnehmen von Schönem) sehr schön
und auch sehr ausgefüllt sein. Sicher ist es notwendig,
sich mit der Krankheit auseinanderzusetzen - aber man
sollte sich nicht dahinein vergraben, sondern im Gegenteil, sich nach außen öffnen.

Anlage 1:

Informationsblatt zur ALEXAN-Therapie

Wie Sie wissen, leiden Sie an einer chronisch entzündlichen Erkrankung des zentralen Nervensystems, d.h. es
spielen sich ständig leichte Entzündungsvorgänge in Gehirn und /oder Rückenmark ab, die aber nicht das ganze
Gehirn, sondern einzelne, wechselnde Herde betreffen.
Beim schubförmigen Verlauf kommt es zu einem plötzlichen Aufflackern alter oder neuer Herde, was nach wenigen Wochen wieder abklingt. Zwischen den einzelnen Schüben kommt der Entzündungsprozeß oft ganz zur Ruhe, allerdings besteht durch die Schübe die Gefahr einer bleiben-
den Schädigung.

Bei der zweiten typischen Verlaufsform läuft der Entzündungsprozeß schleichend und sehr allmählich, aber ständig ab. Demzufolge kommt es zu einer langsamen Verschlechterung und evtl. Ausweitung der Symptome. Daneben gibt
es auch Mischformen dieser beiden Verlaufstypen. Wegen
der vielen Gemeinsamkeiten kann man die Krankheit gut
mit Rheuma vergleichen.

Wie beim Rheuma kennt man die genaue Ursache der Erkrankung nicht, weiß aber, daß Autoimmunvorgänge eine wesent-
liche Rolle spielen, d.h. daß der Körper gegen sich
selbst allergisch ist, sich selbst angreift. Derartige
Krankheiten kann man bisher nicht völlig ausheilen, aber
man kann ihr Fortschreiten und ihr akutes Aufflammen verhindern, indem man die Autoimmunvorgänge unterdrückt.
Die bisher bei chronisch entzündlicher Erkrankung des
Zentralnervensystems verwendeten Mittel wie Cortison,
Imurek u.a. haben von allen Therapieversuchen die besten
Ergebnisse gezeigt. Die Wirkung ist aber unzureichend,
da das Fortschreiten der Erkrankung oft nicht verhin-
dert werden konnte. Wir schlagen Ihnen deshalb die Durchführung einer intensiven Alexan-Therapie vor, weil dieses

Mittel die Autoimmunvorgänge stärker unterdrückt als die
bisher verwendeten Substanzen, und außerdem wesentlich
besser ins Gehirn eindringt, wo sich der eigentliche
Entzündungsprozeß abspielt.

Die Autoimmunvorgänge werden im wesentlichen von bestimmten weißen Blutkörperchen unterhalten. Alexan
schädigt zwar bevorzugt diese Zellen, beeinträchtigt
aber wie alle anderen Mittel, die die Zellenvermehrung
hemmen, alle Zellen, die im Wachstum begriffen sind.
Das sind insbesondere Knochenmarkszellen, die Zellen
der Darmschleimhaut, der Mund- und Blasenschleimhaut.
Da die Nervenzellen nicht mehr wachsen, werden sie nicht
angegriffen. Es ist prizipiell möglich, aber auf Grund
der Dosierung unwahrscheinlich, daß es neben einer Verschlechterung des weißen Blutbildes, die durch die Behandlung ja erreicht werden soll, auch zu einer stär-
keren Beeinträchtigung des roten Blutbildes, zu Durch-
fällen, zu Entzündungen der Mundschleimhaut, zu Übel-
keit und Erbrechen sowie zu vorübergehenden Funktions-
störungen der Leber kommen kann. Vorübergehend wird
auch die Anfälligkeit gegen Infektionen erhöht, da die
Infektabwehr gemindert ist. Leichte Nebenwirkungen
können durch zusätzliche Medikamente behandelt werden. Beim Auftreten ernsterer Nebenwirkungen wird die
Therapie unterbrochen. Nach Absetzen des Medikaments
klingen alle Nebenwirkungen wieder ab. Keinesfalls
darf man während und bis drei Monate nach der Behandlung Kinder zeugen oder empfangen, da durch die Beeinträchtigung der Zellteilung eine erhebliche Gefahr
von Mißbildungen besteht.

Zusammenfassend kann man sagen, daß es sich um eine
eingreifende und nicht völlig ungefährliche Therapie
handelt, die aber mit einem bewährten, seit vielen
Jahren im Einsatz befindlichen Medikament durchgeführt wird und nach dem derzeitigen Stand der wis-

senschaftlichen Erkenntnis erfolgversprechender als andere Behandlungsversuche ist.

Selbstverständlich muß eine solche Therapie auch ganz exakt nach einem genauen Schema erfolgen. Wir können die Behandlung daher nur durchführen, wenn Sie dem im folgenden erläuterten Behandlungsprogramm zustimmen und bereit sind, zu den vorgesehenen Nachuntersuchungen zu kommen.

Der erste stationäre Aufenthalt dauert gut 14 Tage und beginnt mit einer Lumbalpunktion, bei der Alexan in das Nervenwasser gespritzt wird. Dies ist - vom Einstich abgesehen - völlig schmerzlos. An den folgenden 5 Tagen erhalten Sie morgens und abends in die Vene je eine Infusion mit Alexan, ggf. über eine Dauerkanüle. Nach 5 Tagen Pause und der Beobachtung des Blutbildes ist erneut eine Lumbalpunktion erforderlich, bei der nochmals Alexan ins Nervenwasser gegeben werden. Nach etwa 3 weiteren Tagen ist die Entlassung vorgesehen. Vier Wochen später ist nochmals ein stationärer Aufenthalt von gut einer Woche erforderlich, bei dem nach erneuter Lumbalpunktion 3 Tage lang wieder morgens und abends Alexan-Infusionen verabreicht werden. Alle 4 Monate ist eine ambulante Nachuntersuchung nötig (ein Jahr später wird nochmals eine vierzehntägige Behandlung wie zu Beginn durchgeführt). Im 2. Behandlungsjahr sind daneben nur noch ambulante Kontrolluntersuchungen alle 4 Monate vorgesehen.

Besprechen Sie bitte jetzt noch offene Fragen, Bedenken oder Unklarheiten mit dem Sie betreuenden Arzt. Sollten Sie sich trotz unseres Anratens nicht zur Durchführung einer solchen Therapie entschließen, kann im Falle einer akuten Verschlechterung die bisher übliche Cortisonkur durchgeführt werden.

Ihr Professor ....

Anlage 2:

Liebe Schwiegereltern !
Wir haben lange gezögert, Euch von Marions Krankheit
zu berichten. Das hat nichts mit Heimlichtuerei zu tun,
sondern wir wollten Euch Sorgen und Aufregung ersparen.
Nun aber, da feststeht, daß Marion von der bisherigen
Schulmedizin nicht geheilt werden kann - wir also mit
ihrer Krankheit leben müssen - müssen wir wohl doch
offen sein.

Es fing Mitte Januar an ... Marion konnte immer schlechter gehen, ihre Beine waren taub und immer mehr traten
Lähmungserscheinungen auf. Nach einer Woche Behandlung
durch einen Arzt verstärkte sich der Verdacht eines
Orthopäden in Aschaffenburg, es könne sich um einen Tumor im Wirbelsäulenbereich handeln. Sie wurde sofort
am 28.1. nach Würzburg in die Neurologische Klinik ein-
gewiesen. Carmen und ich brachten sie hin, und wir waren
bei der Erstuntersuchung dabei. Uns beiden teilte dann
der Arzt auch noch am gleichen Abend die Diagnose mit:
Multiple Sklerose - jahrelang nicht als solche erkannt.
Bei dieser heimtückischen Krankheit verändern sich ganz
langsam oder in Schüben die Nervengewebe des Rückenmarks und des Gehirns. Marion hatte ihren vermutlich
ersten Schub schon zu einer Zeit, als sie noch bei Euch
wohnte. Sie wurde damals wegen Sehnenscheidenentzündung
behandelt. Es muß sich wohl schon zu dieser Zeit um
Lähmungserscheinungen gehandelt haben, die durch die
jetzt erkannte Krankheit verursacht wurde.

Vor ca. 2 Jahren wurde Marion dann hier noch einmal auf
Rheuma behandelt, als sie für etwa drei Wochen eine
halbseitige Gesichtslähmung hatte.

Über die Ursachen der MS ist wenig bekannt - es gibt
eigentlich nur Theorien. Fest steht bis heute nur, daß
sie offensichtlich immer in der Pubertät entsteht, was
ein Hinweis auf eine psychosomatische Erkrankung sein
könnte.

Nun lag Marion für ca. zwei Wochen in der Klinik in
Würzburg, und wir haben Gewißheit über ihr Leiden.

Ihre Symptome in den Beinen (bis hinauf zur Hüfte) haben sich schon recht gut gebessert: Marion kann im Moment schon wieder recht gut gehen; sie hofft, in ein
paar Wochen vielleicht auch wieder Autofahren zu können. Nun hoffen wir, daß die Lähmungen, die der letzte
Schub verursachte, sich im Laufe von ein paar Monaten
ganz zurückbilden werden (so wie damals ja auch die
Beschwerden in den Armen es taten).

Mir wäre es auch viel lieber, ich könnte Euch schreiben: "Marion ist krank; wir wollten Euch nicht beunru-
higen; jetzt ist alles überstanden".

Leider ist dem nicht so. Zwar fühlt sich Marion z.Z.
ganz gut, aber wir müssen uns mit der Tatsache abfin-
den, daß sie an einer gemeinen schleichenden Krankheit
leidet, deren Ursachen nach wie vor nicht ganz geklärt
sind und gegen die die Medizin noch kein Mittel einsetzen
kann - auftretende Schübe kann man allerdings mildern
und wohl auch verkürzen.

Es wird aber an vielen Orten geforscht, und wir werden
künftig mit der Hoffnung leben, daß die Wissenschaft
auch diesem Geheimnis auf die Spur kommt und meiner
geliebten Marion helfen kann (ein neues Mittel wird
gerade in Israel erprobt). Bis dahin werden wir versuchen, durch einen starken Willen, Training usw. gegen
die Krankheit "von innen heraus" anzukämpfen. Wir
selbst kennen Leute mit der gleichen Krankheit, die
schon bis zu 30 Jahre lang keinen Schub mehr hatten.
Wir leben also nicht ohne Hoffnung. Tut Ihr bitte das
Gleiche.

Selbstverständlich wird sich unser Leben künftig ändern: Ich kann Marion diesen arbeitsreichen Job hier
nicht auf Dauer zumuten. Vielleicht können wir schon
im Herbst in dem Haus, in dem wir gerade Urlaub mach-

ten, anfangen - ich in der Küche, Marion in der Recep-
tion. Carmen will auch gleich mit. Sie hat ja hier
schon viel gelernt und könnte dort gut im Service
arbeiten.

Es tut mir leid, daß ich Euch heute diesen Brief
schreiben muß. Aber Tatsachen kann man nun mal nicht
einfach wegwischen.

Verzweiflung hilft auch nicht weiter: Wir werden alle
damit leben müssen. Ich für mich kann Euch nur sagen:
Ich habe Eure Tochter sehr lieb; und sie wird sich
immer - was auch noch kommen mag - auf mich verlassen
können.

Laßt Euch Zeit, diese Nachricht zu "verdauen" - wir
haben unseren kurzen Urlaub auch in erster Linie unter diesem Gesichtspunkt gemacht.

                    Bis später grüßt Euch